AF461345

DES MALADIES

TRANSMISSIBLES

DES ANIMAUX

A L'HOMME

EXAMEN DE TOUTES LES QUESTIONS Y RELATIVES

sur lesquelles il est nécessaire d'avoir des idées justes,

EXPOSÉ PRÉCIS DES SYMPTOMES, DU TRAITEMENT, ETC.,

de ces affections morbides dans l'espèce humaine;

SUIVIS

D'UN TRAITÉ DE LA CONTAGION MORBIDE EN GÉNÉRAL.

PAR J.-B. VEYSSIÈRE,

docteur en médecine de la faculté de Paris, médecin en chef honoraire de l'hôpital civil et militaire de Stenay, memb. corresp. de diverses sociétés scientifiques.

Laisser ignorer le danger alors que de simples précautions peuvent le prévenir, c'est commettre un crime de lèse-humanité.

A PARIS,

CHEZ LES LIBRAIRES DE L'ÉCOLE DE MÉDECINE.

1853.

DES MALADIES

TRANSMISSIBLES

DES ANIMAUX

A L'HOMME

EXAMEN DE TOUTES LES QUESTIONS Y RELATIVES

sur lesquelles il est nécessaire d'avoir des idées justes,

EXPOSÉ PRÉCIS DES SYMPTOMES, DU TRAITEMENT, ETC.,

de ces affections morbides dans l'espèce humaine;

SUIVIS D'UN RÉSUMÉ

DES PRINCIPALES CIRCONSTANCES DE LA CONTAGION MORBIDE EN GÉNÉRAL;

PAR J.-B. VEYSSIÈRE,

docteur en médecine de la faculté de Paris, médecin en chef honoraire de l'hôpital civil et militaire de Stenay, membre correspondant de diverses sociétés savantes.

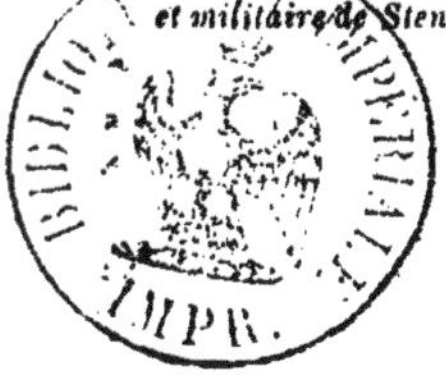

Laisser ignorer le danger alors que de simples précautions peuvent le prévenir, c'est commettre un crime de lèse-humanité.

A PARIS,

CHEZ LES LIBRAIRES DE L'ÉCOLE DE MÉDECINE.

1852.

D. diff.

Périgueux, imprimerie Dupont et C.

LES MALADIES

CONTAGIEUSES

DES ANIMAUX

QUE L'HOMME PEUT CONTRACTER.

Ces affections morbides sont peu nombreuses, mais elles sont d'une extrême gravité : ce sont la rage ou hydrophobie, la maladie charbonneuse (la pustule maligne et le charbon), l'affection morveuse (la morve et le farcin), toutes maladies qui ont pour effets ordinaires une succession d'accidents affreux et la mort.

C'est sans fondement que des auteurs et le vulgaire classent dans la même catégorie diverses maladies du bétail, telles que la *clavelée* du mouton, les *eaux* du cheval, le *carcinome* du chien, etc.; leurs produits humoraux ne recèlent en réalité aucun virus ou principe contagieux; ils ne sont qu'acrimonieux, irritants, et seulement susceptibles, étant mis en contact avec les tissus de l'homme, d'y provoquer une inflammation sans spécificité. Lorsque, par le fait de leur absorption, ils sont mêlés au sang, de même que les matières putrides et les fluides sécrétoires altérés, ils peuvent susciter divers troubles de l'innervation, les accidents des poisons septiques, mais, dans aucun cas, amener le développement de symptômes semblables à ceux des maladies dont ils proviennent. Dans certaines conditions, la vaccine est bien transmissible de la vache à l'homme, avec ses caractères essentiels, et, sans doute, aux termes d'une nosologie médicale sévère, on devrait la comprendre au nombre des maladies en question; mais il n'y a généralement lieu de s'en occuper qu'au point de vue de son importante propriété prophylactique; d'ailleurs, elle se montre parfaitement bénigne, lorsqu'elle est contractée accidentellement.

Je commencerai par l'affection morveuse comme étant la source d'accidents plus généralement ignorés, bien qu'ils soient assez fréquents, comme l'établit le nombre considérable d'observations publiées sur cette maladie dans le cours des quinze dernières années particulièrement, et parce que cette maladie présente les circonstances de la contagion d'une manière plus variée et plus complète que la rage et que la maladie charbonneuse. En effet, la morve et le farcin peuvent se transmettre indifféremment par inoculation et par infection; elle peut être portée et reportée indéfiniment des solipèdes à l'homme et de celui-ci aux solipèdes, et son virus existe également dans toutes les matières morbides et dans le sang, tandis que dans la rage, la bave seule parait servir de véhicule au *contagium*. L'homme, les herbivores et les gallinacées ne peuvent se la communiquer entre eux; ils peuvent tout au plus la transmettre à des individus des genres *canis* et *felis*. D'autre part, la propagation indéfinie de l'hydrophobie est impossible : le virus rabique s'affaiblit à tel point, en passant d'un sujet à un autre, que souvent au quatrième ou cinquième chien mordu par ordre de succession, il se montre complètement inactif. S'il en eût été autrement, cette maladie serait un des plus terribles fléaux, car il y a peu de chiens ou de loups enragés qui ne se soient trouvés à même de mordre plusieurs autres animaux. Quant à la maladie charbonneuse, elle possède à un haut degré la faculté de se communiquer, puisqu'il suffit souvent de l'application des fluides morbides qui en proviennent sur peau, même saine, pour que l'inoculation ait lieu, et que les tissus des animaux qui y ont succombé peuvent la conserver après avoir subi diverses préparations relatives aux usages auxquels ils sont destinés, comme dans le tannage, etc.; mais, d'une part, aucun fait n'établit que la contagion en soit possible autrement que par contact immédiat, et, d'un autre côté, la période d'incubation, si remarquable dans les deux autres maladies en question, n'est nullement bien déterminée dans celle-ci.

Il va sans dire que toutes les maladies qui sont contagieuses pour les animaux entre eux ne sont pas susceptibles de sévir dans l'espèce humaine. En effet, le typhus, la péripneumonie, deux maladies qui, dans le bétail, ont quelquefois un caractère contagieux bien décidé, laissent les rapports de l'homme avec les animaux qui en sont atteints sans inconvénients autres que ceux qui peuvent résulter de l'insalubrité qui en est la conséquence possible.

Il faut observer, au sujet des maladies contagieuses que l'homme peut contracter, que pendant que la rage, la morve et le charbon, qui sont de provenance animale, peuvent l'atteindre, il n'est pas de maladie qui, née chez lui avec le caractère virulent le plus certain, puisse s'implanter chez des individus d'un autre genre. Ainsi, c'est vainement qu'on a tenté d'inoculer à divers animaux la syphilis, la variole, etc. Ce fait, pour être inexplicable, n'en mérite pas moins d'être mentionné, ne fût-ce que pour rectifier certaines idées erronées généralement répandues.

PREMIÈRE PARTIE.

DE L'AFFECTION MORVEUSE.

1. — *La morve et le farcin, qui ne sont que deux variétés ou formes d'une même maladie, sont-ils susceptibles de se communiquer des solipèdes (cheval, âne, mulet) à l'homme?*

Jusqu'à une époque encore récente (1837), ces deux affreuses maladies étaient considérées, en France, comme particulières, comme exclusives aux bêtes de somme; surtout, on ne supposait point que l'homme fût exposé à leurs atteintes. Cependant un chirurgien militaire avait, en 1812, publié dans le *Journal de méd., de chir. et de pharm.*, l'observation d'une personne qui avait succombé aux accidents du farcin, par suite d'une inoculation accidentelle, et, en 1835, M. Félix Vogeli, dans un mémoire intitulé : *Quelques faits tendant à établir la contagion du farcin à l'homme,* et imprimé dans le *Recueil de méd. vét.*, numéro de janvier, en avait rapporté cinq nouveaux exemples. Mais ces faits, ni les uns ni les autres, n'eurent assez de retentissement pour exciter l'attention des hommes commis à la propagation des connaissances nouvelles. Ils furent négligés comme invraisemblables ou mal observés. En effet, les traités français de pathologie humaine antérieurs à 1838 sont absolument muets sur les accidents de ce genre.

A l'étranger, au contraire, la contagion de l'affection morveuse pour l'homme y est connue depuis un temps assez long. Cette question y avait même été traitée plusieurs fois, alors que la possibilité du fait n'était chez nous dans l'esprit de presque personne. Mais, parmi ces publications, on cite plus particulièrement le mémoire d'un médecin anglais, M. Elliotson, dans *Trans. méd. chir.* 1829, qui, à ce qu'il paraît, est un travail très étendu et fort intéressant. Il contient trois nouveaux cas. M. Rayer, médecin de l'hôpital de la Charité, en connaissait les idées, lorsqu'en 1837, un palefrenier atteint de morve farcineuse fut admis dans ses salles. C'est sans doute au concours de ces deux circonstances que nous devons d'être tirés d'une ignorance vraiment périlleuse. Si, en effet, ce malade eût été admis dans un autre service, le cas fort important qu'il présentait, fût probablement passé inaperçu, ou du moins on eût mis sur le compte de certaines anomalies ou de complications, comme phlébite, gangrène, etc., les véritables symptômes de la morve ou du farcin. Quoi qu'il en soit, le fait de la contagion morveuse subie par ce palefrenier, lequel avait soigné des chevaux qui en portaient le germe, fut établi, sous la direction de M. Rayer, d'une manière péremptoire : 1° par la constatation de l'identité des symptômes et des altérations pathologiques existant chez ce malade ou sur son cadavre, avec les effets ordinaires de la morve ou du farcin chez le cheval ; 2° par les résultats d'expériences dans lesquelles du pus, du mucus nasal, pris sur le malheureux palefrenier, avant et après la mort, et inoculés à des solipèdes sains, provoquèrent le développement des accidents caractéristiques de la maladie.

La relation de ce fait et celle d'autres semblables, avec toutes leurs circonstances, devinrent successivement, à l'académie de médecine et à l'institut, le sujet de discussions extrêmement animées, mais dont le résultat fut la conviction presque unanime de leur exactitude : il n'y eut, parmi les médecins, que MM. Larrey père et Magendie, et, parmi les vétérinaires, que M. Barthélemy, qui persistèrent dans le doute.

Dans le cours des quelques années suivantes, un assez grand nombre de cas de cette contagion se montrèrent dans l'espèce humaine. Pour ma part, j'en traitai quatre en 1839 : trois chez des cavaliers de l'armée et un quatrième sur un boucher. C'est sans fondement qu'on a supposé que, par suite de l'active préoccupation que dut faire naître dans l'esprit des médecins la nouveauté d'un fait aussi grave, quelques-unes des observations postérieures à celle de M. Rayer devaient être infidèles dans le sens d'une assimilation forcée. Tous les cas cités eurent pour témoins des observateurs aussi habiles qu'expérimentés. D'ailleurs, à la même époque, la morve et le farcin sévissaient sur l'espèce chevaline, dans l'armée particulièrement, avec tant d'intensité, que dans le seul régiment auquel appartenaient les trois cavaliers dont j'ai mentionné l'infortune, on dut faire abattre 110 à 140 chevaux, comme en étant affectés ; d'où l'on peut inférer que la maladie était alors dans des conditions insolites d'activité et de propagation, comme on le voit de temps à autre pour d'autres affections morbides. Effectivement, on vit ensuite la maladie perdre de son importance, en même temps, dans l'espèce humaine et chez les solipèdes ; mais, à ce sujet, il faut observer que depuis lors les préceptes de prophylaxie et de salubrité ont été beaucoup mieux observés que par le passé. En tous cas, rien n'est changé à la question : le fait de la transmission de la morve et du farcin des solipèdes à l'homme est légitimement enregistré dans la science comme des mieux établis. Il y est également admis, comme parfaitement démontré, que l'homme peut contracter ces deux maladies dans divers rapports avec ses semblables qui en sont affectés ; qu'en d'autres termes, la contagion en est possible d'homme à homme. C'est ainsi que le fils de M. Girard, fils du professeur de l'école d'Alfort de ce nom, en fut victime, pour s'être piqué en faisant l'autopsie d'un élève vétérinaire qui en était mort. Un chirurgien interne de l'hôpital Saint-Antoine subit les conséquences également mortelles d'une piqûre reçue dans des conditions identiques.

II. — *Dans quelles circonstances l'homme peut-il contracter l'affection morveuse, et comment s'en opère la contagion?*

De même que dans les autres maladies virulentes, comme la syphilis, la rage, etc., il suffit que les humeurs qui recèlent le principe contagieux soient déposées sur une partie privée d'épiderme ou sur une membrane muqueuse, pour que la transmission de la maladie soit possible et pour qu'elle ait lieu, en effet, dans la plupart des cas. Parmi les individus qui en ont été victimes, les uns l'avaient contractée en se blessant avec des corps ou des instruments chargés ou de mucus nasal ou de pus provenant de chevaux qui en étaient atteints ; les autres, en portant imprudemment à la bouche, au nez ou aux yeux, les doigts ou du linge souillé de ces mêmes humeurs. De même que le virus de la vaccine, celui de l'affection morveuse conserve son activité assez long-temps après la mort du sujet, homme ou animal, qui l'a fourni. D'après les expériences de MM. Renault et Bouley, professeurs à l'école vétérinaire d'Alfort, il peut, étant délayé dans de l'eau, produire encore ses effets ordinaires au bout de six semaines.

M. Elliostion et presque tous les auteurs qui ont écrit sur ce sujet avant lui supposent que la communication de la morve et du farcin ne s'opère que par l'application immédiate du *contagium*, c'est-à-dire par l'inoculation ; mais il est bien démontré qu'elle peut aussi avoir lieu par l'intermédiaire de l'air altéré par la présence, dans un local enfermé, de chevaux qui en sont malades, c'est-à-dire par l'infection du sang dans l'acte respiratoire. Il paraît même certain que c'est ainsi que le plus souvent la transmission a lieu, et qu'alors les accidents généraux présentent dès le principe une marche et plus rapide et plus grave. Les trois militaires dont j'ai recueilli les observations gagnèrent, en effet, la maladie en couchant dans l'infirmerie des chevaux morveux ou douteux, et, dès le début de leur maladie, ils présentèrent des accidents formidables. M. Th. Tarrozi rapporte aussi que, sur trente-cinq personnes qui avaient couché dans une écurie également occupée par des chevaux affectés de la morve, onze succombèrent à un ensemble de symptômes qui tenaient de la peste pour la marche, mais qui évidemment étaient de nature morveuse.

III. — *Quels sont les accidents qui résultent de l'absorption par l'homme du virus de l'affection morveuse, et quelles en sont la marche et les suites ordinaires ?*

L'application du *contagium* de la morve ou du farcin sur des parties lésées ou sur des muqueuses n'a d'autre effet immédiat que celui qui résulte ordinairement du contact sur des parties sensibles de fluides plus ou moins altérés : une irritation passagère. Mais au bout de quelques jours (quatre ou cinq, terme moyen), on voit s'y manifester une inflammation de mauvais caractère : les veines et les vaisseaux lymphatiques correspondants deviennent douloureux, se tuméfient de manière à former, comme dans le farcin du cheval, des sortes de cordes noueuses au milieu d'un engorgement considérable, et comme œdémateux. Le mal faisant des progrès, il s'établit une abondante suppuration dans le tissu cellulaire qui entoure ces vaisseaux et dans ces vaisseaux mêmes; diverses pustules ou phlyctènes se montrent dans cette région, et on voit surgir rapidement des accidents généraux qui tiennent, les uns au désordre morbide local, comme la fièvre, l'agitation nerveuse, l'abattement, la soif, etc.; les autres aux effets plus ou moins toxiques du pus et de la lymphe altérée, portés des vaisseaux malades dans le torrent de la circulation, tels que malaise indéfinissable, nausées, diarrhée, frissons, sueurs, etc., etc.

Cette collection de symptômes constitue la forme de l'affection morveuse qu'on appelle farcin, et que M. Ellioston a nommée *equinia apostimatos*.

Le farcin peut, à ce qu'il paraît, rester local et même se guérir; mais le plus souvent les fluides morbides résorbés ne bornent pas leurs effets aux accidents ordinaires de la présence du pus dans le système sanguin : ils produisent l'infection spéciale de l'affection morveuse. La maladie prend dès ce moment une physionomie nouvelle; elle revêt la forme de la morve, *equinia nasalis* d'Ellioston, et suit une marche beaucoup plus rapide.

L'inoculation des humeurs qui servent de véhicules au virus morveux peut aussi produire l'*equinia nasalis* d'emblée, sans la faire précéder d'accidents dans les parties contaminées. Mais bien plus souvent la morve est le résultat de l'infection par le moyen de l'air, tenant en suspension les éléments du *contagium*, et alors les premiers phénomènes morbides sont des accidents généraux. Voici leur succession ordinaire dans leurs rapports avec les symptômes locaux : Au bout de dix à quinze jours, en général, l'individu qui, pour avoir cohabité avec des chevaux morveux ou farcineux, est sous la funeste influence du virus de la maladie, éprouve, sans autre cause appréciable, des étourdissements, un très grand malaise, un brisement des forces, comme s'il avait été foudroyé, un profond abattement moral. On dirait qu'un chagrin extrême l'accable, ou qu'il a pris une dose exagérée de stupéfiants. Le pouls et la langue *sont encore à leur état normal.* Mais bientôt surviennent des frissons, la fièvre, des rêvasseries, le *subdelirium*, des sueurs visqueuses abondantes et des douleurs erratiques, mais affectant une préférence marquée pour les membres et le rachis. A cette période de la maladie, à raison de la co-existence de la transpiration universelle et des douleurs articulaires, on pourrait encore avoir l'idée qu'on a affaire au rhumatisme universel; mais incessamment la maladie va mieux se dessiner. Une des plus fortes articulations des membres sur laquelle se concentrent les douleurs devient le siége d'un gonflement en même temps érysipélateux et œdémateux.

La rougeur, qui était d'abord d'un bel aspect rosé, passe bien vite à une teinte bleuâtre, et des phlyctènes gangreneuses apparaissent au même lieu. A ce degré de la maladie, j'ai observé sur deux de mes malades une petite toux opiniâtre, avec besoin de crachoter, plus ou moins d'oppression et une diarrhée continuelle de matières verdâtres ressemblant à de la purée de pois délayée dans du bouillon gras.

A la fin de cette deuxième période de la maladie, une narine d'abord, et puis les paupières du même côté, s'enflamment, se boursoufflent et sécrètent abondamment des mucosités qui arrivent par degrés à ressembler à du chocolat délayé dans l'eau chargée d'albumine. Cette humeur morbide, qui a une odeur fade, nauséabonde, se dessèche rapidement et forme sur la joue et la lèvre supérieure des concrétions d'un aspect repoussant. Chez quelques malades, le mucus du jetage est, par exception, peu abondant; chez d'autres, il tombe dans la gorge, de manière à rendre cette excrétion douteuse. Mais la maladie a continué ses progrès ailleurs ; l'articulation, qui la première s'est affectée d'une manière permanente, présente maintenant des foyers purulents jusque dans son intérieur. Le pus en est grisâtre, mal élaboré et mêlé de stries de sang noir. D'autres articulations sont devenues le siége de désordres analogues, et le pénis est dans un état de gonflement œdémateux, avant-coureur du sphacèle, et couvert de pustules. Dans la moitié supérieure du corps, le travail morbide continuant à progresser, il s'y est manifesté des symptômes fort remarquables : la face, la région auriculaire et le cou se sont énormément congestionnés, se sont déformés d'une manière affreuse et ont pris une teinte livide et comme panachée par la présence d'un grand nombre de faux anthrax, de pustules ou de phlyctènes. Les faux anthrax se développent dans les lieux où le derme est épais, comme au front, au cuir chevelu et aux épaules ; les phlyctènes, dans les régions où la peau est plus mince, sur les joues, au cou, à la poitrine et sur les membres ; les pustules, presque partout. Les *anthraxiformes*, d'une superficie de 3 à 4 centimètres, présentent un aspect réticulé, d'une teinte rouge violacée, parsemée de points d'un jaune blanchâtre, résultant de petits abcès multipliés qui, nés d'un foyer sous-cutané, ont traversé les ouvertures dont en est criblé le chorion pour le passage de faisceaux vasculo-nerveux. Les phlyctènes ou bulles ont une forme acuminée et sont remplies d'un fluide grisâtre et comme séreux. Nées sur un petit point rouge, elles acquièrent quelquefois le volume de la moitié d'une grosse olive dans une ou deux heures et même moins. Les pustules contiennent, au contraire, une matière d'un blanc jaune et paraissant bien élaborée. La forme de quelques-unes est semi-conique ; mais un grand nombre d'entre elles présente la forme et l'aspect d'un bouton blanc dit de *guêtre*. Il semble, en effet, que dans les points correspondant aux trous du bouton, des filaments fibreux aient, par leur résistance à l'écartement de l'épiderme, forcé la pustule à prendre une sorte de forme ombiliquée.

L'activité de la puification est un phénomène de la maladie fort remarquable : non-seulement du côté de la peau il se montre un grand nombre de pustules, etc., mais il s'établit aussi des foyers purulents multipliés dans le tissu cellulaire de diverses régions, dans le voisinage des articulations, dans leur intérieur et, par exception, dans l'épaisseur même des muscles.

La poitrine, que la succession ordinaire des accidents d'ailleurs m'a forcé de négliger un instant, n'est point restée étrangère au mouvement si actif de la destruction générale. Les poumons, comme on le verra, sont devenus le siége de modifications importantes ; cependant, à raison de l'état extrêmement prononcé des symptômes que je viens d'exposer, leurs effets sensibles affectent moins, ce me semble, l'observateur que dans toute autre circonstance. Il faut dire aussi que l'aspect repoussant du sujet dispose à négliger l'auscultation et la percussion, dont l'exercice d'ailleurs ne peut donner que des résultats peu certains, à cause du peu d'étendue et de la dissémination des lésions pulmonaires et de l'état de turgescence qu'a pris le thorax, comme toute la partie supérieure du corps. Lorsque la maladie est arrivée à ce degré, les symptômes généraux présentent le caractère d'une gravité extrême. Chacun d'eux suffirait pour autoriser le pronostic d'un danger pressant. En effet, la fièvre, accompagnée de sueurs d'une odeur plus ou moins fétide, de stupeur, de délire, etc., ressemblant ainsi à une typhoïde mortelle, la disposition septique se traduisant par la rapide propagation de la gangrène, l'épuisement avancé des forces, et faisant des progrès rapides, etc., etc., non-seulement ne permettent pas de conserver le moindre espoir, mais font considérer la mort comme un bienfait, tant l'état du malade est affreux.

Le farcin peut, s'il reste local, passer à l'état chronique. Ce sont encore les symptômes ordinaires de la maladie dans son acuité qu'on observe; mais ils existent à un degré moins prononcé, et s'accompagnent des phénomènes de dépérissement progressif. Toutefois, il paraît que quelques malades ont pu guérir, mais non sans conserver de profondes traces du mal.

La morve résultant nécessairement, chez l'homme, de l'infection du sang, on ne peut guère comprendre, quand on a observé les effets ordinaires de cette dernière, que la chronicité soit possible dans cette maladie. Cependant, on en a rapporté des exemples, et voici les symptômes qu'on lui attribue : Mal de gorge persistant avec altération de la voix, enchiffrènement avec écoulement nasal altéré, sensation pénible vers la trachée-artère, amaigrissement progressif, diarrhée, etc. On dit qu'elle est rarement primitive, qu'elle est ordinairement consécutive au farcin ou co-existante avec lui.

IV. — *Quelles sont la durée et la terminaison de l'affection morveuse chez l'homme?*

Dans le cas où il y a infection du système sanguin, de quelque manière qu'elle ait eu lieu, la marche de la maladie est généralement très rapide, et la mort arrive au bout de douze à vingt jours.

Mais chez l'un des militaires que j'en ai vus mourir, et dont l'observation, fort remarquable, après avoir été communiquée à l'académie de médecine, fut imprimée dans le journal *Expérience* (1839), les accidents, quoique d'un caractère éminemment aigu, purent se prolonger jusqu'au cinquante-deuxième jour.

Lorsque, au contraire, le virus, comme cela paraît possible, est resté dans le voisinage du lieu où il a été inoculé, la formation de collections purulentes peut en amener l'élimination et rendre la guérison prochaine. Mais si cette élimination n'a pas lieu, la présence du poison morbide entretient indéfiniment les accidents locaux, provoque enfin la fièvre hectique, et conduit ainsi à l'épuisement des forces et à la mort.

Le plus souvent, il y a, ainsi que je l'ai dit, transformation du farcin en morve, et dès ce moment les progrès de la maladie deviennent ordinairement très rapides.

La durée de la morve au-delà du terme moyen de douze à quinze jours tient manifestement à des conditions exceptionnelles de la force de résistance vitale. Certains individus peuvent, en effet, porter plus ou moins long-temps dans le sang un poison sans que leur santé en paraisse souffrir, et la preuve de l'existence de ce principe morbifique dans l'organisme, c'est qu'au bout d'un certain temps les accidents éclatent sans qu'on se soit exposé de nouveau à l'intoxication. D'après ce fait, qui se vérifie souvent pour la syphilis, et qui a été bien constaté dans des cas d'hydrophobie, on conçoit que cette force vitale, qui veille sans cesse à la conservation des êtres organisés, peut résister jusqu'à un certain point à l'activité destructive du virus de la morve, et rendre ainsi la chronicité de la maladie possible. Au reste, les cas de morve chronique dont l'histoire a été rapportée n'ont pas été observés avec toute l'exactitude qu'on admire dans la relation des faits de morve aiguë et même de farcin chronique.

V. — *Quelles sont les altérations pathologiques, les effets matériels de l'affection morveuse chez l'homme constatés après la mort?*

A l'époque où il s'agissait de démontrer le fait de l'existence possible de l'affection morveuse chez l'homme, les caractères spéciaux de cette maladie, ses différences distinctives avec les autres affections morbides et son identité avec la morve chevaline, les recherches nécroscopiques devaient être minutieuses et bien circonstanciées; je crois avoir satisfait à cette nécessité dans la relation des trois cas que j'ai traités à l'hôpital de Stenay, en 1839. Aujourd'hui, il doit suffire de noter ce qu'il y a de particulier, de caractéristique dans la maladie, et, sans nul inconvénient, on peut négliger les observations négatives et la constatation des effets communs à la plupart des maladies violentes, tels que congestions, plaques inflammatoires dans l'appareil digestif, dans l'encéphale, etc. Bref, voici les détails dans lesquels je crois devoir me renfermer :

Au lieu de présenter, comme durant la maladie, parvenue à ses dernières périodes, cet état de turgescence, d'expansion, surtout dans la partie supérieure du corps, ce qui rendait l'individu méconnaissable, le sujet, qui manifestement était gonflé par l'infiltration de gaz dans les tissus, a éprouvé par le refroidissement une rétraction générale extrêmement remarquable, et qui cependant est restée négligée des observateurs. Maintenant la peau est appliquée immédiatement sur les muscles et les saillies osseuses, de manière à ce que les formes et les traits se soient reproduits et que le dépérissement soit en pleine évidence. Les pustules, de différentes espèces, sont affaissées et comme flétries. Si on incise celles que j'ai appelées faux anthrax, on trouve le derme épaissi, fongueux et criblé de points blancs formés par des sortes de bourbillons de pus assez consistants. Il y a dans le tissu cellulaire subjacent un foyer purulent et des stries de sang noir. Les capillaires du voisinage de la petite tumeur sont remplies d'un sang fluide et bleuâtre ou violacé.

Les pustules plates ou ombiliquées, dont j'ai comparé la forme et l'aspect à un bouton de guêtre appliqué sur la peau, sont les moins nombreuses. Elles reposent sur une portion de chorion amincie et sphacélée. Du reste, comme les anthrax, elles correspondent de même à un dépôt purulent sous-cutané, et on y voit aussi plus ou moins de sang altéré.

Parmi les phlyctènes ou bulles, celles qui sont restées intactes sont plissées; le fluide qui s'en échappe est séreux, grisâtre et mal élaboré. On y remarque aussi des indices de disposition gangréneuse; mais le derme sur lequel elles reposent a subi une altération moins profonde.

L'articulation la première affectée est devenue une sorte de cloaque purulent au milieu duquel les vaisseaux, les nerfs, les tendons et les ligaments sont comme disséqués. D'autres articulations présentent les mêmes désordres, mais à un moindre degré. On trouve encore des fusées purulentes le long des vaisseaux. Les muscles n'en sont pas exempts; mais le pus y est comme déposé et n'occupe que des points circonscrits.

Les parties génitales, particulièrement le pénis, présentent des pustules, des dépôts purulents et de nombreuses traces de gangrène.

Les poumons sont parsemés d'une multitude de petits abcès ou de noyaux d'engorgement. Les premiers occupent généralement les couches extérieures de ces viscères. De même que dans le tissu des muscles, le pus semble y avoir été déposé tout formé, car le parenchyme est exempt d'inflammation à l'entour. Quelques-uns sont comme tapissés d'une fausse membrane. Ils ressemblent, comme l'on voit très bien, aux abcès métastatiques, et en sont, en effet, probablement. Les noyaux d'engorgement ressemblent aux effets ordinaires de la contusion d'un tissu spongieux ; l'engorgement y est formé en même temps de sang et de fluides séreux ; mais on aperçoit au centre de quelques-uns des molécules de pus, ce qui doit faire supposer qu'ils ne sont qu'un degré peu avancé des premiers. On les trouve dans tous les points de l'épaisseur du tissu pulmonaire.

Tous les désordres que je viens de mentionner, bien que portant un cachet spécial, pourraient, à la rigueur, être rapportés à d'autres maladies que la morve ; mais il ne saurait en être de même de ceux que je vais décrire. L'aile du nez d'un côté, ordinairement celle du côté gauche, les voies lacrymales et la paupière correspondante sont dans un état d'inflammation gangréneuse. On y remarque ordinairement plusieurs pustules. La muqueuse pituitaire, étant mise à découvert et débarrassée des humeurs morbides dont elle est chargée, se montre généralement rouge et engorgée ; mais sur plusieurs points on remarque une éruption pustuleuse semblable aux groupes de bourbillons des anthrax constatés sur les régions où la peau est le plus épaisse. Sur quelques endroits de la narine, de préférence sur le cornet inférieur, cette membrane est plus tuméfiée qu'ailleurs, et au centre de ce gonflement, qui s'étend en divergeant d'une manière diffuse, existe une ou plusieurs ulcérations profondes à bords frangés et coupées à pic, comme dans les chancres syphilitiques. Chez quelques sujets, on trouve des épanchements purulents sous la membrane pituitaire, et, ici comme ailleurs, le pus semble quelquefois avoir comme érodé plus ou moins les os, et encore, comme partout, contenir des produits de décomposition gangréneuse. Dans le pharynx et dans la trachée, on observe quelques plaques de rougeur inflammatoire d'un mauvais caractère; tout au plus quelques éruptions pustuleuses, mais non pas d'ulcérations chancreuses.

Les phénomènes cadavériques que je viens de passer en revue n'appartiennent pas tous à la morve; parmi eux, il y en a plusieurs qu'il faudrait rapporter au farcin; mais c'est que plusieurs symptômes de cette dernière forme de l'affection morveuse accompagnent ordinairement chez l'homme ceux de la première; tandis que le farcin, tant qu'il constitue une affection locale, peut être exempt des accidents propres à la morve. Alors, si l'individu a succombé, les altérations pathologiques les plus importantes sont des phlébites, des angioleucites ou lymphangites, des fusées purulentes le long des vaisseaux enflammés, la présence du pus dans ces vaisseaux et dans les ganglions, des *boutons* pustuleux, des traces de gangrène et les effets généraux du dépérissement du sujet.

VI. — *Le danger de rapports divers qu'on peut avoir avec des chevaux et aussi avec des hommes atteints de l'affection morveuse étant démontré, que convient-il de faire pour l'éviter?*

Tout cheval présentant le glandage de l'auge et un ou plusieurs chancres devrait être abattu. Bien que ce degré de la maladie soit compatible avec une certaine apparence de santé, il y a déjà incurabilité et condition de contagion, chose remarquable, plutôt pour l'homme que pour les solipèdes. Aujourd'hui, on n'hésite plus, dans les régiments de cavalerie, à sacrifier les chevaux un peu plus que douteux, tant la convenance en est bien établie, et on ne voit pas pourquoi les particuliers ne satisferaient pas à d'aussi justes obligations.

Il est bien entendu que les médecins, après avoir donné

des conseils relatifs à la salubrité des écuries et aux précautions à prendre, conseils que j'ai indiqués assez souvent, quoique d'une manière implicite, pour n'avoir pas besoin de les formuler maintenant, doivent exprimer hardiment l'opinion que, pour éviter le danger d'une manière absolue, il suffit d'observer les règles d'une grande propreté et de ne pas cohabiter avec des chevaux morveux ou attaqués du farcin.

Lorsqu'il s'agit d'un homme atteint de la maladie, ils doivent donner l'exemple de la confiance, de la sécurité, et assurer ainsi, et par tous les autres moyens, à un infortuné des plus à plaindre les soins de l'humanité, sinon ceux d'une sollicitude affectueuse.

VII. — *Les produits morbides de la morve chevaline ayant été déposés sur une partie lésée ou dépouillée d'épiderme, ou encore sur une membrane muqueuse, que faut-il faire?*

D'après les règles tracées pour les accidents analogues, il convient de laver sans nul retard la partie contaminée, de la faire saigner autant que possible, soit en y pratiquant une forte succion, soit en la scarifiant et la couvrant d'une ventouse. Je dois probablement à l'emploi immédiat de ces moyens d'avoir échappé à un grand danger; car je m'étais piqué en faisant l'autopsie du premier des cavaliers qui succombèrent à la morve dans mes salles, à l'hôpital de Stenay, absolument avec les mêmes circonstances que l'élève de Saint-Antoine, qui en mourut au bout de peu de jours. Dans les cas où, à raison de la disposition des parties, ces pratiques seraient impossibles, on devrait y suppléer sans retard par des scarifications et des lotions avec de l'eau chaude. L'expérience n'a pas encore déterminé les avantages qu'il pourrait y avoir à ajouter à l'eau quelque liqueur acide ou alcaline. On sait seulement que le chlorure de sodium ne détruit pas la propriété contagieuse des humeurs que recèle le virus. L'expérience ne s'est pas non plus prononcée sur les avantages qu'il pourrait y avoir à exciter une suppuration dans la partie inoculée.

Les divers modes de cautérisation, si rationnellement indiqués dans le cas de morsure d'animaux enragés, pourraient peut-être se montrer efficaces; mais le fait n'est encore qu'en question.

VIII. — *Quelle doit être l'intervention de la médecine contre les accidents qui résultent de l'infection générale, contre la morve confirmée?*

Après avoir essayé, en désespoir de cause et sans nul succès, des médications énergiques et des plus opposées, je reste convaincu que le médecin ne peut guère être utile qu'en administrant quelques palliatifs calmants, et en dirigeant avec un entier dévouement tous les soins hygiéniques que réclame l'état éminemment pitoyable du malade. La saignée, les émétiques, les cathartiques, le quinquina, les excitants divers, les préparations mercurielles, etc., tout a été employé sans avantage. Il semble même qu'à l'occasion de l'administration d'un agent médicinal quelconque, le mal s'exaspère, comme pour résister à toute opposition à ses progrès. M. le docteur Elliotson a préconisé la créosote; il lui attribue même un cas de guérison. La véracité de ce médecin ne saurait être mise en doute; mais, pour mon compte, je suis intimement persuadé que ce cas était beaucoup moins grave que ceux que j'ai observés; car, manifestement, ceux-ci étaient au-dessus de toute puissance thérapeutique.

Cependant, pour satisfaire à mes devoirs, si j'étais appelé

dès le principe auprès d'un homme atteint de l'affection morveuse par infection, je le saignerais, si l'état de sa constitution le permettait, et, sans retard, je le ferais vomir et le purgerais également avec hardiesse. Ces deux premières médications accomplies, je le soumettrais à l'action des excitants diffusibles les plus énergiques, les plus rapides dans leurs effets, et je couvrirais l'articulation la première affectée d'un large et puissant vésicatoire, etc., etc.

On a conseillé pour les cas de morve chronique les purgatifs, les mercuriaux, l'iode, le soufre, etc., mais plutôt par induction que d'après les résultats obtenus.

REMARQUES COMPLÉMENTAIRES.

On observe, dans le cours de l'affection morveuse chez l'homme, des symptômes qui, faute de circonspection, pourraient la faire confondre avec d'autres maladies. Ainsi, dans les premières périodes, les douleurs des membres et des articulations, accompagnées de sueurs plus ou moins abondantes, pourraient être rapportées au rhumatisme universel; plus tard, la diarrhée pourrait être considérée comme ayant pour cause une entérite; plus tard encore, les pustules et les phlyctènes surtout, comme constituant un cas de pemphygus, les foyers purulents le long des vaisseaux des membres, comme ayant pour source des phlébites, des angioleucites ordinaires; enfin, lorsque la morve a atteint son degré extrême, d'une part il existe des gangrènes partielles présentant de l'analogie avec l'anthrax charbonneux, et de l'autre le délire, la stupeur, le coma, etc., qui sont très prononcés, se remarquent aussi dans certaines fièvres graves et dans les maladies de l'encéphale. Mais, pour éviter l'erreur, il suffit, ayant l'idée que la contagion en question est possible, de considérer :

1° que la maladie a présenté à son début un ensemble de phénomènes morbides insolites traduisant une atteinte profonde portée au principe de l'innervation, comme anéantissement simultané des forces physiques et des facultés morales à un degré extraordinaire, etc.; 2° que les symptômes dont j'ai parlé n'ont pas le caractère propre aux affections auxquelles on pourrait les rapporter, et qu'ils co-existent avec d'autres accidents qui doivent leur être étrangers, tels que le jetage, une disposition à la gangrène, dont on voit les effets partout; 3° que l'appareil morbide qu'on observe existe chez un individu qui a eu des rapports avec des chevaux atteints de morve ou de farcin, et se compose des accidents ordinaires dans ces maladies. Au surplus, la sémécologie de la morve et du farcin dans l'espèce humaine est aujourd'hui très bien déterminée, et il ne faut qu'en avoir pris connaissance une fois pour être à l'abri de l'erreur. Les caractères de ces maladies sont, en effet, spécifiques; ils n'appartiennent qu'à elles; mais ils leur appartiennent, qu'on les considère chez l'homme ou chez les solipèdes, car il y a identité parfaite d'une maladie avec l'autre. L'identité est également absolue entre les deux formes de l'affection morveuse : le farcin donne la morve, et, réciproquement, la morve le farcin, suivant certaines prédispositions inconnues, et desquelles il résulte également que, bien que la morve chronique soit peu contagieuse de cheval à cheval, c'est ordinairement elle qui se transmet à l'homme, et, chose extraordinaire, elle prend généralement sur celui-ci une extrême acuité. Étant reportée par inoculation au cheval, elle conserve le caractère aigu, comme si le virus, en passant dans l'espèce humaine, y puisait une activité nouvelle.

M. Barthélemy et les autres médecins-vétérinaires qui ont contesté la similitude de la maladie en question avec l'affection morveuse des solipèdes, ont objecté que les ganglions correspondant aux glandes de l'auge ne sont pas engorgés chez l'homme, et que les pustules et les phlyctènes en sont différentes et par le nombre et par la forme. Cette deuxième différence est évidemment la conséquence de celle qui existe entre l'enveloppe tégumentaire des pachidermes et l'organe cutané de l'homme, dont la vitalité, surtout, est beaucoup plus grande... La première objection est plus sérieuse, mieux fondée. Le glandage est chez le cheval morveux un symptôme constant, tandis que chez l'homme il manque à peu près complètement dans la majorité des cas; mais on peut expliquer d'une manière satisfaisante cette différence par ce fait bien connu que les glandes de l'auge s'irritent et s'engorgent sympathiquement avec une extrême facilité à l'occasion des diverses modifications maladives du cou, de la tête, et particulièrement des nasaux, tandis que dans l'espèce humaine on les voit rester impassibles au milieu des plus grands désordres. Au reste, il suffit que tous les autres symptômes, dont le nombre est, comme on l'a vu, très considérable, se ressemblent dans leur succession, dans leurs tendances et dans leurs suites, pour que le doute ne soit pas permis, alors même qu'on ne tiendrait pas compte des résultats décisifs des inoculations. M. Magendie ayant soutenu que la maladie en question était de celles où il n'existe point de spécificité, mais qui résultent d'une certaine altération du sang, et que les lésions des fosses nasales, qu'on lui attribuait exclusivement, devaient se présenter assez fréquemment dans des maladies diverses, on se livra à de nombreuses recherches dans cet objet, mais elles eurent toutes des résultats négatifs. On ne trouve, en effet, d'ulcérations dans les narines, hors le cas de lésions physiques, que dans l'affection morveuse et dans les ozènes de la syphilis constitutionnelle.

De même que la rage, l'affection morveuse ne se développe point spontanément chez l'homme ; mais, 1° l'air que nous respirons peut lui servir de moyen de contagion ; pour la rage, non ; 2° elle se communique de l'homme à l'homme ; pour la rage, encore non ; 3° elle conduit constamment au trépas, après avoir fait passer sa victime par une affreuse succession de souffrances et de désorganisation générale. De sorte que, tout compensé, il y a parité de gravité entre elle et l'hydrophobie. Cependant, bien qu'elle soit au moins aussi fréquente, on en laisse ignorer les circonstances, et, en dehors de quelques administrations, on ne fait rien pour en conjurer le danger.

COROLLAIRES.

1° La morve et le farcin, deux variétés ou formes d'une maladie unique, que, faute de meilleure dénomination, il convient d'appeler *affection morveuse*, se transmettent, par voie de contagion, des solipèdes (cheval, âne, mulet) qui en sont atteints, à l'homme.

2° Ce fait, long-temps ignoré, du moins en France, est aujourd'hui admis dans la science, comme étant parfaitement établi. En effet, cette maladie, qui ne ressemble à aucune autre du genre humain, présente, au contraire, tous les symptômes de la morve ou du farcin des bêtes de somme et les lésions cadavériques correspondantes. Du pus ou le produit du jetage pris sur des malades humains ou sur leurs cadavres, et inoculés sur des solipèdes sains, leur communiquent la maladie avec tous ses caractères, particulièrement celui d'être toujours contagieuse.

3° La contagion s'opère ou par une *inoculation* accidentelle dans laquelle les humeurs morbides d'un cheval, servant de véhicule au virus, sont déposées sur une partie blessée ou sur les muqueuses des lèvres, du nez, des yeux, etc., ou par *infection*, c'est-à-dire par l'absorption dans les poumons, ou à la surface cutanée, du principe contagieux dont l'air peut être chargé.

4° Le premier mode de contagion produit, le plus souvent, les accidents du farcin (inflammation d'un mauvais caractère dans le voisinage de la partie contaminée, se prolongeant sur le trajet des vaisseaux, qui eux-mêmes s'enflamment et dessinent sous la peau des inégalités sous forme de cordes noueuses, fusées purulentes, pustule, gangrène, etc.); le deuxième mode, la morve, dont voici les *principaux* symptômes, suivant leur succession ordinaire : douleurs articulaires, sueurs visqueuses, diarrhées d'un caractère insolite, jetage par une narine et l'œil correspondant, pustules diverses, nombreuses, produits de mortification sur plusieurs points, effets généraux de désorganisation universelle, etc., etc.

5° L'affection morveuse peut également se transmettre de l'homme à ses semblables. Il en existe des exemples parfaitement authentiques, dans lesquels il a suffi de se blesser avec des instruments servant à l'autopsie de sujets qui y avaient succombé.

6° Le danger relatif à l'affection morveuse n'étant pas moindre, tout compensé, que celui de l'hydrophobie, auquel on ne songe jamais sans un légitime effroi, ne devrait être ignoré de personne, et il ne faudrait pas hésiter à sacrifier les chevaux qui en sont atteints, comme étant de rapports éminemment dangereux, et comme se trouvant d'ailleurs dans des conditions certaines d'incurabilité.

DEUXIÈME PARTIE.

DE LA RAGE OU HYDROPHOBIE[1].

Cette maladie ne se manifeste généralement qu'à des intervalles plus ou moins longs; elle est toujours de courte durée, à quelque genre qu'appartienne l'animal qu'elle affecte. Diverses expérimentations ont démontré que le virus auquel elle doit son caractère contagieux perd rapidement sa propriété de reproduire ses accidents spéciaux. Il en résulte que, pour apparaître de nouveau, l'hydrophobie doit être susceptible de se développer d'abord d'une manière dite spontanée, c'est-à-dire sans l'intervention du contagium rabique, mais par l'effet de certaines modifications de l'organisme. L'observation a effectivement établi d'une manière péremptoire que les animaux des genres *canis* et *felis*, particulièrement le chien, le chat, le loup et le renard, peuvent devenir primitivement enragés et transmettre leur maladie. Nul fait n'établit qu'il

* Le mot hydrophobie ne représente dans son sens étymologique que l'idée d'horreur de l'eau, et ce symptôme, qui ne forme pas le caractère essentiel de la rage, appartient, d'ailleurs, à d'autres maladies. Néanmoins, l'usage en est consacré comme parfaitement synonyme de celui de rage, et je l'emploierai comme tel.

puisse en être de même ni chez les herbivores, ni chez les granivores et pas davantage chez les êtres de l'espèce humaine. On a vu des personnes d'un caractère profondément timoré, dominées par l'idée qu'elles pouvaient avoir été exposées à contracter cette affreuse maladie, accuser la plupart des accidents qui lui sont ordinaires, même succomber aux désordres de l'innervation qui en étaient la conséquence ; mais il y a une différence essentielle entre cet état morbide, qu'on appelle hydrophobie rabiforme, et la rage proprement dite. Ni les symptômes ni les lésions pathologiques, etc., ne sont semblables. Ainsi, il faut admettre comme fait avéré que l'hydrophobie bien caractérisée chez l'homme est constamment le résultat de la contagion ; et pour apprécier la juste valeur des phénomènes morbides simulant ceux qui lui sont propres, il faut se rappeler qu'il est des individus chez lesquels l'influence de l'imagination est telle, en fait de symptômes, qu'il leur suffit d'en redouter quelques-uns pour les présenter bientôt. C'est à raison de ces dispositions que des personnes se croyant menacées d'une maladie du cœur, dont les palpitations sont un des effets les plus saillants, en sont prises chaque fois qu'elles y pensent. Il en est de même à l'égard des convulsions et des divers troubles dont les facultés intellectuelles sont susceptibles. Dans les hôpitaux, où se trouvent réunies un plus ou moins grand nombre de femmes, qui sont dans des conditions d'éréthisme nerveux, la crainte, à la vue d'accidents convulsifs, suffit à plusieurs pour en être atteintes elles-mêmes. Dans la pratique civile, il n'est pas très rare de rencontrer des hommes qui déraisonnent réellement par la seule appréhension de la folie.

I. — *Sous quelles influences l'hydrophobie peut-elle se développer spontanément chez les animaux? Où le fait est possible?*

La rage est à peu près inconnue dans les pays très chauds, et fort rarement observée dans les régions septentrionales. C'est donc sans fondement qu'on l'a attribuée aux effets des chaleurs excessives ou des froids rigoureux. Les recherches statistiques ont effectivement démontré que c'est dans les mois de mai et de septembre que la rage se manifeste le plus souvent chez le chien, et dans les mois de mars et d'avril chez le loup, époques de l'année où la température est modérée. Il en est de même des fatigues extrêmes, de l'insalubrité des matières alimentaires ou de leur privation. Dans le but d'éclairer ce point de l'étiologie de l'hydrophobie, Dupuytren et Breschet ont laissé mourir de faim plusieurs chiens, et jamais ils n'ont vu la maladie se manifester à l'occasion de cette torture. Il faut, sans doute, pour que la rage se développe spontanément, sans inoculation préalable, certaines prédispositions et de profondes modifications de l'organisme; mais cette explication, en termes généraux, ne saurait satisfaire complètement un esprit sévère. Dans ce cas, il est plus philosophique et plus utile de se mettre en mesure de constater le fait que d'en rechercher le principe.

II. — *A quels signes peut-on reconnaître qu'un animal devient ou est déjà enragé?*

La rage s'annonce chez le chien, qui est l'animal sur lequel le développement de cette maladie a pu le mieux être observée et à son début et dans toutes ses périodes, par les phénomènes suivants : L'animal devient triste, recherche la solitude et l'obscurité ; il se réveille en sursaut et s'agite ; il refuse la nourriture et surtout les boissons. Bientôt il quitte la maison de son maître, et finit par le méconnaître, ainsi que les personnes qu'il affectionnait dans l'état de santé; il s'enfuit la gueule pleine d'écume, la langue pendante, les yeux brillants et hagards. Sa démarche est tantôt incertaine et chancelante, tantôt rapide et assurée. Bien que manifestement tourmenté par la soif, il ne peut boire, et l'aspect de l'eau lui occasione des frémissements. De temps en temps, il a des accès de fureur; il se jette alors sur d'autres animaux, et de préférence sur ceux de son espèce, qui fuient en le voyant et poussent des cris de frayeur ; tandis que le loup s'attaque de préférence à l'homme. Quand il peut les atteindre, gros ou petits, il les mord, et les abandonne dès qu'il a satisfait à cette passion furieuse. Le bruit, les menaces et surtout les couleurs éclatantes l'irritent. Il n'aboie point ; il murmure ou grogne seulement, ou, s'il aboie, c'est d'une voix faible et rauque. Enfin, au bout de trois, quatre ou cinq jours ordinairement, le chien succombe après quelques paroxismes convulsifs. Son cadavre, qui se putréfie promptement et répand une odeur infecte, est épargné par les autres animaux.

III. — *L'existence de la rage chez un animal étant présumée ou constatée, comment faut-il agir en fait de précautions ?*

Lorsqu'il s'agit d'un animal domestique, d'un chien, par exemple, au lieu de le sacrifier immédiatement, comme cela se pratique d'ordinaire, il faut l'enfermer dans un lieu sûr, continuer à lui donner des soins et à le faire observer par une personne habile à le faire. En procédant autrement, on pourrait, sans motifs réels, se priver d'un animal utile ou auquel on est attaché ; mais c'est surtout comme moyen de parer à d'autres conséquences éminemment fâcheuses qu'il importe de le conserver. Ainsi, une personne ayant eu avec confiance des rapports divers avec un chien ou un chat, pendant qu'elle le croyait en santé ou affecté d'une maladie non contagieuse, devrait naturellement craindre d'être dans l'imminence d'un affreux danger, et être soumise, en conséquence, à un traitement plus ou moins énergique sans nécessité, si l'animal abattu avait été mal à propos considéré comme enragé. D'un autre côté, suivant le résultat final de la maladie, il pourrait y avoir lieu d'observer de près ou même de séquestrer d'autres animaux par règle de prudence, ou de les laisser en pleine liberté, comme ne pouvant point devenir dangereux. L'idée de possibilité d'une atteinte de l'hydrophobie peut anéantir le moral le plus fort ; mais si elle s'empare d'un esprit faible, elle peut amener des suites funestes. Tout moyen devant prévenir des craintes ultérieures ou rétablir la sécurité, comme l'observation des préceptes que je viens de formuler, ne doit donc jamais être négligé. D'ailleurs, la durée de la maladie, qui dépasse rarement cinq ou six jours, n'oblige pas à de bien grands sacrifices.

Il convient, lorsque l'animal a succombé à la rage, de laver à l'eau bouillante les parois de son étable et les objets qui y sont contenus. Il est également rationnel de les passer à l'eau de chaux ou aux solutions chlorurées. Toutefois, la négligence de cette pratique n'aurait probablement nulle suite fâcheuse ; car le virus rabique perd son activité au contact de l'air dès les premiers jours.

IV. — *Dans quelles circonstances et suivant quel mode l'homme peut-il contracter l'hydrophobie ?*

La rage n'est transmissible à l'homme que par inoculation, c'est-à-dire que, pour que la contagion ait lieu, il faut que la bave soit déposée ou dans une plaie, ou sur une partie de la peau privée d'épiderme, ou sur une membrane muqueuse, qui, naturellement, possède une activité d'absorption très grande, comme celles de la bouche, du nez, des yeux. Des observations et des expériences tendraient à faire supposer qu'il faudrait que ces membranes fussent dépouillées de leur épithélium pour que l'inhalation du virus eût lieu ; mais beaucoup de faits paraissent contraires à cette assertion.

C'est presque toujours pour avoir été mordu par un animal affecté de la rage que l'homme y est exposé. Les autres blessures que l'animal aurait pu faire, comme des égratignures, etc., sont pleines d'inocuité sous le rapport de la contagion.

Au sujet de l'inoculation de la rage, il est plusieurs remarques intéressantes à faire ; les voici : 1° Les animaux hydrophobes ne sont pas toujours disposés à mordre ; il y a des moments où ils se montrent absolument inoffensifs ; mais inopinément ils peuvent se saisir de la partie qui est le plus à leur portée. Toutefois, on observe que le chien affecte une sorte de prédilection pour la main, le chat pour le visage et le loup pour le cou et le visage ; 2° c'est manifestement dans la bave que réside le virus rabique. Des expérimentations multipliées et dignes de confiance ont établi péremptoirement que les autres fluides sécrétoires, tels que le lait, les sueurs, le sperme et même le sang, en sont dépourvus. C'est ainsi que des veaux, de jeunes poulains, ont pu sucer impunément le lait de leur mère alors qu'elle était hydrophobe ; que Dupuytren et Breschet ont répandu du sang de chiens enragés sur des plaies d'animaux sains, ou injecté ce fluide dans leurs veines, sans en faire naître la maladie, etc., etc. Toutefois, un médecin de Turin, M. Rossi, a avancé que l'application de ce dernier fluide sur des nerfs pouvait amener la contagion. Des médecins russes, entre autres M. Marochetti, prétendent que du troisième au huitième jour après la morsure d'un chien enragé, on voit se développer sur les côtés du frein de la langue deux petites vésicules ou ampoules, qu'ils ont appelées lysses, contenant un fluide d'un gris roussâtre, et que c'est dans ce fluide que réside le principe contagieux; mais les recherches auxquelles on s'est livré en France à cette occasion n'ont pas prouvé cette assertion. La chair des animaux morts de la rage n'est pas non plus un moyen de transmettre la maladie. M. Renault, directeur de l'école vétérinaire d'Alfort, vient de prouver, par de nombreuses expériences, qu'elle pouvait être ingérée, même crue, sans aucun inconvénient particulier. A cet égard, l'ancien dicton, *morte la bête, mort le venin,* est exact. 3° La propriété virulente de la bave va constamment en décroissant, à partir de l'animal chez lequel la rage s'est déclarée spontanément. Un habile praticien dans l'art vétérinaire, M. Le Blanc, après s'être livré à beaucoup d'essais, a traduit le fait en ces termes : « Un chien devenu spontanément enragé communique presque infailliblement la maladie aux individus qu'il mord; un chien devenu enragé par première inoculation la communique souvent; un autre chien devenu enragé par la morsure d'un autre chien devenu enragé par morsure, n'a plus qu'une puissance de transmission très faible et trés incertaine. » 4° La bave des herbivores atteints de rage ne jouit point de la propriété contagieuse à l'égard de leurs semblables et de l'homme. Celle de ce dernier n'a pas davantage prise sur d'autres vertébrés que ceux des familles *canis* et *felis*. MM. Huzard et Dupuy, professeurs de l'école vétérinaire d'Alfort, ont, à plusieurs reprises, appliqué une éponge imprégnée de la bave de moutons et d'autres herbivores enragés sur des plaies d'autres animaux des mêmes espèces, sans transmettre la maladie. Aucun fait n'établit que l'homme ait contracté l'hydrophobie en soignant ces animaux lorsqu'ils en étaient atteints. D'un autre côté, Dupuytren, Breschet et M. Magendie ont appliqué, sans plus de résultat, la bave rabique de l'homme sur les plaies des mêmes animaux, tandis que les uns et les autres ont reproduit la maladie, lorsqu'ils agissaient sur des chiens. 5° Lorsque l'animal enragé mord successivement plusieurs individus, ce sont les premiers qu'il atteint qui courent le plus de risque de subir l'inoculation, sans doute parce que la bave la dernière sécrétée n'a eu qu'une élaboration incomplète, comme cela s'observe pour le venin de la vipère, dont les premières morsures sont seules suivies de violents accidents. Sur vingt-trois personnes qu'une louve enragée mordit, le docteur Chabanon rapporte que six seulement en subirent les horribles conséquences. 6° L'état de nudité des parties sur lesquelles la morsure est pratiquée est éminemment favorable à la contagion. Dans ces conditions, si la bave jouit de sa virulence naturelle, la communication de la maladie a presque toujours lieu. Lorsque, au contraire, la morsure s'opère à travers des vêtements plus ou moins épais, capables d'essuyer la dent de l'animal, la plaie peut se trouver exempte d'empoisonnement rabique : elle se guérit sans que le sujet éprouve ultérieurement d'autres accidents. 7° On admet généralement que le virus inoculé est porté dans le torrent de la circulation par l'action des vaisseaux absorbants ; mais si l'on considère qu'il est démontré, par l'effet préservatif de certains moyens de traitement, que ce poison animal existe encore dans la partie blessée plusieurs jours après y avoir été déposé, on peut avoir des doutes sur l'exactitude de cette théorie. Les circonstances du fait seraient plus faciles à expliquer, si, d'après l'opinion de M. Rossi, de Turin, on supposait que la contagion s'opère par l'intermédiaire des nerfs ; car on ne conçoit pas qu'un fluide mêlé au sang ou à la lymphe reste en stagnation dans un organe, pendant qu'il est naturel qu'une affection topique des nerfs reste plus ou moins longtemps locale. 8° Manifestement, il y a des êtres privilégiés qui résistent à la contagion. L'immunité dont ils sont favorisés tient sans doute à des conditions organiques heureuses, et non à une force morale supérieure. Des auteurs anciens, Bosquillon entre autres, et de nos jours le docteur Bellanger, soutiennent que l'hydrophobie ne peut être jamais chez l'homme qu'une maladie de l'imagination. Dans son intime persuasion qu'elle n'était que l'effet de la crainte, le premier mettait avec une entière confiance les doigts dans la bouche des personnes affectées de cette maladie, pour en prouver l'inocuité. S'il y avait lieu de réfuter cette opinion excentrique, qui ressemble à une hérésie, on pourrait faire remarquer que les très jeunes enfants ne raisonnent pas, que l'inoculation de la bave de l'homme au chien lui donne la rage, etc. Des faits nombreux démontrent d'ailleurs d'une manière irrécusable que la rage née dans les diverses espèces animales peut atteindre l'homme malgré toute résistance morale, comme le prouve particulièrement le fait suivant : Un vice-amiral, homme d'une énergie morale hors ligne, ayant été mordu par son chien devenu enragé, devint lui-même hydrophobe pour avoir refusé de se faire cautériser, comptant trop sur la puissance de sa volonté.

—

V. — *Lorsqu'une personne a encouru le danger de contracter l'hydrophobie, quels sont les soins et les moyens de traitement que l'accident indique?*

Il faut, 1° sans aucun retard, laver la partie contaminée avec de l'eau froide, pratiquer cette lotion à grande eau d'une manière assez prolongée. Il semble de prime abord qu'il devrait être préférable de se servir d'eau chaude, en ce qu'elle activerait mieux l'écoulement du sang fourni par la plaie. Cependant, il y a lieu de croire que la première est d'un meilleur effet, et voici comment : les vaisseaux d'où le sang s'échappe ne sont pas ceux qui jouissent de la faculté d'absorber, et, d'un autre côté, l'application d'un topique échauffé, en augmentant l'activité organique, peut décider le transport dans la circulation générale du poison, qui, sans cela, eût pu rester dans la partie où il avait été déposé. 2° Appliquer des ventouses aussitôt après que les lotions ont été suffisamment pratiquées. Ce moyen, chaleureusement préconisé par les médecins anglais, est d'un usage très utile et facile à employer. Pour appliquer une ventouse, faute d'instruments consacrés à cette opération, on prend un verre ordinaire, on l'essuie avec soin, afin qu'il n'y reste aucune humidité; on le remplit d'étoupe fine ou de coton, dont on éparpille les brins, de manière à ce qu'il n'en faille qu'une petite quantité et que néanmoins le vase en soit rempli. On y met le feu, et lorsque l'étoupe ou le coton sont consumés aux trois quarts, on applique rapidement le gobelet renversé sur la partie. Au bout d'un quart d'heure, ou mieux dès que le sang cesse de sourdre, on enlève ce premier verre pour le remplacer immédiatement par un autre, après avoir bien épongé la plaie. Pour détacher une ventouse, on déprime la peau de manière à faire entrer l'air dans la cloche représentée par le verre. Il convient d'en appliquer ainsi jusqu'à ce qu'on soit en mesure de cautériser. Un moyen encore plus simple que la ventouse est la succion ; mais comme il peut y avoir du danger pour celui qui la pratique, il ne convient au médecin que de l'indiquer. Toutefois, il est une manière de la pratiquer qui est exempte d'inconvénient. Elle consiste à appliquer un linge fin, plié en plusieurs doubles, sur la plaie, et à y adapter un tube conique assez large à sa base pour comprendre une étendue plus considérable que la partie lésée. De fortes aspirations, d'après ce procédé, ont pour effet d'attirer dans le linge tous les fluides de la plaie, sans que le contagium puisse parvenir à la bouche de celui qui l'opère.

3° Des pièces de fer, appelées cautères, ou simplement quelques tiges du même métal d'un à deux centimètres d'épaisseur, ayant été chauffées jusqu'au rouge et mieux encore jusqu'au blanc, les porter hardiment dans les parties atteintes. Cette opération peut également, dans la plupart des cas, être faite par des personnes étrangères à l'art. On ne saurait trop recommander de la pratiquer avec beaucoup de hardiesse : c'est un de ces cas où il vaut mieux pécher par excès que par défaut; car, pour être salutaire, il faut que toute la partie imprégnée du virus soit désorganisée, et, qu'on le sache bien, le fer rouge a une action généralement fort limitée, surtout lorsqu'il a une surface large ou qu'il est en forme de tige très mince. Cette opération n'est pas à beaucoup près aussi douloureuse qu'on le suppose. On ne doit s'en abstenir que lorsque certaines conditions anatomiques s'y opposent, comme si la morsure avait eu lieu sur l'œil ou sur un gros vaisseau, etc. L'opinion des meilleurs praticiens est qu'on peut encore y recourir au bout de quelques jours, lorsqu'elle a été négligée dans les premiers instants.

4° Lorsque le malade se refuse à l'application du fer rouge ou qu'il y a des raisons de le remplacer par un autre moyen, il faut recourir à l'usage des agents chimiques, dits caustiques potentiels. Le chlorure d'antimoine est, parmi ces caustiques, celui qui a été le plus préconisé ; mais les acides sulfurique et nitrique concentrés, et surtout le nitrate acide de mercure, paraissent tout aussi actifs. Selon l'opinion du docteur Chabanon, qui, dans une circonstance, eut à cautériser plusieurs personnes qui avaient été mordues par une louve enragée, l'acide nitrique devrait être préféré aux autres moyens de même genre. On a aussi conseillé pour cette opération l'usage de l'ammoniaque liquide, de la potasse, de la soude caustique, etc. Pour juger de la préférence accordée aux caustiques alcalins sur les caustiques acides, en faisant abstraction des résultats connus, lesquels sont à l'avantage des acides concentrés, il faudrait connaître la nature du virus rabique, et, à cet égard, on est réduit à des suppositions. La cautérisation, au moyen de ces agents désorganisateurs, peut être employée concurremment avec le fer rouge. Il faut alors pratiquer préalablement des incisions sur les escares, ou même sur des parties non atteintes par le feu. Au sujet de cette cautérisation, il y a lieu de reproduire le précepte d'agir avec vigueur, de manière à ce que, par une désorganisation suffisante, le poison animal soit complétement détruit. Il ne faut pas perdre de vue, en effet, qu'il s'agit de conjurer un grand danger.

Le docteur Pravas conseille le galvanisme comme un des préservatifs les plus certains. Le galvanisme exerce, en effet, sur les tissus organisés, une action chimique dans une sphère plus ou moins étendue, détruit l'association de leurs éléments, et détermine à distance une contraction des vaisseaux capillaires, qui leur fait expulser au-dehors une partie des fluides qu'ils contiennent, pendant qu'une autre partie y devient stagnante et tend à s'y coaguler. On affirme que ce moyen a réussi à prévenir le développement de la rage chez les chiens; mais il n'a pas encore été appliqué avec succès sur l'homme. D'ailleurs, son usage est rarement possible en temps opportun.

M. Marochetti, qui, ainsi que je l'ai dit plus haut, considère l'apparition de vésicules (lysses) sur les côtés du frein de la langue comme la conséquence nécessaire de l'infection rabique, prescrit de les ouvrir, d'en évacuer le fluide et d'en cautériser le fond avec une pointe de feu. Selon ce médecin, il suffit de soumettre en même temps le malade à l'usage de la plante *genista tinctoria* (trente grammes par litre réduit à moitié par la décoction, ou même proportion de la poudre des fleurs ou des feuilles) pendant six semaines, et d'appliquer des vésicatoires sur les plaies, pour conjurer sûrement le danger. Mais les résultats qu'il rapporte respirent trop le merveilleux, pour ne pas dire l'empirisme, pour paraître dignes de foi. En effet, les recherches et les essais faits en France n'ont pas répondu à l'annonce de ces grands succès, et l'Académie de médecine n'a pas exprimé une opinion favorable à cette médication.

Une foule d'autres moyens ont été préconisés comme prophylactiques de l'hydrophobie humaine. Il n'est pas un seul médicament jouissant d'une plus ou moins grande activité qui n'ait été vanté comme tel. Ainsi, si l'on en croyait les auteurs, le camphre, le quinquina, l'opium, l'émétique, les éthers, l'ammoniaque liquide, les alcooliques, le café, le nitrate d'argent, l'arsenic, les cantharides, l'acide hydro-cyanique, le mercure, etc., etc., se seraient montrés tour à tour agents efficaces de préservation au sujet de la rage. Mais nul praticien sérieux ne saurait y avoir confiance. Toutefois, il pourrait y avoir exception pour le dernier de ces médicaments : le mercure. Les médecins du XVIIIe siècle le présentent comme ayant dû bien souvent prévenir les accidents de la contagion rabique. Sans aucun doute, les diverses préparations hydrargiriques détruisent ou neutralisent le virus syphilitique, et, le fait étant constant, il ne doit pas paraître impossible qu'il ait également prise sur le contagium de l'hydrophobie. D'ailleurs, les médicaments de cette classe sont des modificateurs des plus puissants, partant ils sont peut-être propres à réparer ou du moins à contrebalancer les effets délétères des divers poisons animaux. On trouve effectivement, dans le journal de médecine de Vandermonde, beaucoup de faits qui sont favorables à cette hypothèse. Dans le cas où le médecin croirait devoir y soumettre son malade, il faudrait, selon l'opinion des médecins qui en ont fait usage, administrer le mercure à l'extérieur en friction avec l'onguent napolitain double, et en même temps à l'intérieur pour obtenir rapidement le ptyalisme. A cet égard, le calomel (protochlorure de mercure) est préférable aux autres composés de même nature.

Mais il ne suffit pas d'avoir mis en usage, avec intelligence, énergie et persévérance, les moyens chirurgicaux et pharmaceutiques dont l'expérience a démontré l'efficacité, il faut encore, en s'occupant du malade avec une extrême sollicitude, s'emparer de sa confiance et ne rien négliger pour conserver ou rétablir chez lui la sécurité. Tout le monde doit travailler activement à éloigner de son esprit toute pensée sinistre par des distractions accommodées à ses goûts et à ses occupations favorites, et lorsqu'il est dans ses idées que certaines pratiques nées des préjugés ou de la superstition peuvent avoir des résultats salutaires, y donner adhésion, même avec une sorte d'enthousiasme, etc., etc. On connaît les heureux effets sur l'imagination de beaucoup de personnes se croyant, à tort ou à raison, dans l'imminence de l'hydrophobie, de certains remèdes préparés par des religieux, des clefs chauffées dans les églises de Saint-Bellini, de Saint-Roch, de Saint-Pierre-de-Bruges et surtout des reliques de saint Hubert.

VI. — *Quels sont chez l'homme les symptômes et la marche de la rage?*

Les moyens préventifs dont je viens de faire l'exposition, particulièrement les cautérisations, sont, lorsqu'ils sont employés selon les règles, d'une efficacité presque certaine, mais non absolument constante. D'ailleurs, ils sont souvent négligés ou administrés trop tard. Alors, l'hydrophobie se développe avec un affreux cortége d'accidents.

Terme moyen, cette maladie ne se déclare que du trentième au quarantième jour après l'inoculation accidentelle; mais on l'a vue quelquefois se manifester dès le quinzième. Dans le cours de cette période, dite d'incubation, le plus souvent, mais non toujours, les plaies se cicatrisent; dans le cas contraire, elles prennent un mauvais aspect et fournissent un pus mal élaboré. Elles sont alors, ordinairement, le siége de douleurs sourdes ou même lancinantes. Ces souffrances se font également sentir assez souvent dans les cicatrices, qui, alors, présentent un aspect violacé et sont tuméfiées. Suivant M. Marochetti, déjà, dans les premiers jours de cette période, les lysses commencent à se développer; mais la plupart des médecins français ont cherché en vain à en constater la présence.

La maladie entrant dans la deuxième période, qui est sa véritable invasion, le sujet affecté éprouve divers phénomènes morbides, effets manifestes d'une perturbation de l'économie animale : ce sont des sensations extrêmement pénibles allant aboutir à la gorge, des spasmes, des douleurs dans le tronc et dans les membres, un sentiment de froid avec frémissements irrésistibles, des pesanteurs de tête, des étourdissements, de la somnolence avec rêves effrayants portant sur des circonstances de la maladie, ou de l'insomnie. Le malade est plongé dans la tristesse et parait comme fatigué. Dans ses sinistres préoccupations, il répond souvent aux questions qu'on lui fait, même avec l'accent de l'affection ou de l'intérêt, d'une manière laconique, brève, comme si elles avaient pour lui le caractère de l'importunité ; son visage présente de la pâleur et son pouls s'éloigne peu de sa fréquence normale. Chez quelques individus, on observe de l'exaltation dans les facultés intellectuelles et une expression plus animée du facies.

Dans la troisième période, on voit les phénomènes caractéristiques de l'hydrophobie se manifester de façon à ne laisser subsister aucun doute; ce sont :

1° L'horreur des liquides, à l'aspect desquels le malade éprouve le frisson dit hydrophobique, sorte de frémissement fort désagréable. Ce symptôme ne se produit pas seulement à la vue des liquides : l'agitation de l'air, une vive lumière, l'éclat de certaines couleurs le produisent également. Le malade qui se dispose à boire prend le vase en frissonnant, et jette le breuvage qu'il contient, quoique éprouvant une soif dévorante. Souvent, la seule proposition qu'on lui fait de boire produit cet effet. Quelquefois, après l'avoir, au contraire, approché et éloigné alternativement plusieurs fois de la bouche, il réussit à avaler plusieurs gorgées de liquides.

2° Un sentiment de constriction douloureuse à la gorge, de chaleur fort incommode à la poitrine, accompagné du besoin de crachoter à chaque instant et de divers mouvements convulsifs ou d'un tremblement général. Ces symptômes ne sont pas permanents, ou du moins il y a des intervalles durant lesquels ils sont assez modérés pour que, d'une part, le malade puisse boire, ce qu'il fait alors avec une sorte de volupté; que, d'une autre, les sensations pénibles qui l'assiégeaient du côté de la gorge et de la poitrine et les spasmes ou les convulsions lui permettent le calme et l'exercice de ses dispositions affectives. Souvent, on le voit alors appeler auprès de lui ses parents ou ses amis, leur exprimer les sentiments les plus tendres, les plus affectueux, et, d'un cœur profondément ému, leur faire de déchirants adieux. Mais, prévoyant de nouvelles exacerbations et dans la crainte de nuire, il demande à être attaché, ou bien il engage les assistants à s'éloigner. Bientôt, en effet, les accidents se reproduisent avec une nouvelle intensité. On voit le visage se colorer, les yeux devenir brillants et hagards, les convulsions se montrer plus violentes que jamais et en quelque sorte se généraliser. Au plus haut degré de l'accès, le malade donne l'exemple d'une sorte de fureur dont les mouvements sont difficiles à contenir : le développement des forces musculaires est, chez quelques sujets, prodigieux. Il peut y avoir aussi un accroissement extraordinaire dans l'activité des sens. M. Magendie a observé un sourd-muet qui dans ces moments entendait très distinctement. Quelques malades, dans leur désespoir, s'abandonnent à la fureur, jurent, crient, poussent des hurlements affreux, arrachent, déchirent tout ce qui se trouve à leur portée; mais il ne paraît pas qu'ils se jettent jamais sur leurs semblables pour les mordre. Les hydrophobes imaginaires manifestent, au contraire, ce besoin.

A ce degré de la maladie, la constriction de la gorge est à peu près permanente; la respiration devient de plus en plus pénible, haute, entrecoupée; le malade pousse de profonds soupirs, éprouve une sensation de chaleur dans la poitrine et un besoin pressant de respirer un air frais. Le pouls, qui s'était montré variable dans les périodes précédentes, se dérègle alors complétement. La plupart des malades sont dans l'impossibilité absolue de prendre aucune boisson; quelques-uns, fort peu nombreux, peuvent, au contraire, dans les courts intervalles des convulsions, boire du bouillon, du vin rouge, ou même de l'eau dans un vase noir, tandis que les convulsions le rendraient impossible si la liqueur était contenue dans un verre. Tous les symptômes qui viennent d'être exposés, après avoir été portés au plus haut degré d'intensité, sont suivis d'un épuisement général des forces : le pouls devient progressivement plus petit et moins régulier, le visage pâle; les facultés mentales tombent dans le désordre; les convulsions perdent leur violence, mais sont à peu près continues; le corps se couvre d'une sueur visqueuse et fétide; la voix s'altère et devient moins sonore. L'expuission de la bave devenant impossible, on voit celle-ci remplir la bouche, souiller les lèvres, le menton et la poitrine; enfin, après avoir éprouvé un plus ou moins grand nombre d'accès convulsifs, le malade succombe tout à coup par la cessation des mouvements respiratoires, suite de la raideur spasmodique. La durée de la maladie est de trois à cinq jours à partir de l'apparition des premiers symptômes.

Les phénomènes morbides de la rage sont, comme on le voit, tellement bien caractérisés, que toute erreur de diagnostic est impossible, du moins à l'égard de toute autre maladie que cette affection imaginaire qu'on appelle hydrophobie rabiforme; mais dans ce dernier cas, pour peu qu'on ait de doute sur l'état de l'animal par lequel le malade a été mordu, etc., on peut quelquefois se trouver très embarrassé, car, d'un côté, un individu très pusillanime peut bien s'être trouvé exposé à la contagion, et, d'un autre, les effets de l'imagination en délire peuvent avoir des rapports tels avec les symptômes de l'hydrophobie, qu'il soit possible de les confondre avec eux. Toutefois, cette erreur ne saurait être durable pour un observateur attentif. Dans l'hydrophobie rabiforme, en effet, la manière dont les malades raisonnent sur les circonstances de leur infortune, la possibilité de prévenir ou de suspendre les accidents par les distractions ou les raisonnements, la juste appréciation de certains phénomènes de la maladie, tels que l'horreur des liquides, les crachotements, les convulsions, etc., rendent l'erreur à peu près impossible.

VII. — *Quelles sont les ressources de la médecine contre la rage dans l'espèce humaine?*

Il est certain que les moyens prophylactiques recommandés plus haut ont, dans une foule de cas, empêché l'hydrophobie de se développer. A cet égard, l'intervention de l'art est d'une incontestable utilité; mais une fois que la maladie est confirmée, il ne peut guère se montrer secourable qu'à titre de palliateur. Modérer certains accidents, rendre moins affreux les courts instants d'existence qui restent, par l'emploi des calmants divers et en prodiguant des soins affectueux, telle est, d'une manière générale, la mission du praticien. On le conçoit, les calmants sont relatifs à la prédominance de certains symptômes, à diverses conditions organiques particulières, etc.; ce sont, suivant les circonstances, des saignées, des narcotiques, des bains chauds, etc. Les cas de rage doivent être un de ceux où la puissance anesthésique et anti-convulsive du chloroforme est le plus utile; c'est donc un devoir de recourir à son usage alors qu'il ne peut rester aucun doute sur l'issue fatale de la maladie. D'après le même principe, et considérant qu'il n'est peut-être pas une maladie qui soit absolument incurable, il est rationnel de tenter quelques médications curatives présentées comme ayant réussi quelquefois. A cet égard, l'usage des préparations mercurielles tient le premier rang. Les médecins du siècle dernier surtout y avaient une extrême confiance; on trouve, en effet, dans le journal de médecine de Vandermonde des observations assez nombreuses où son emploi a, dit-on, été couronné de succès. Il faut les administrer à dose croissante et de manière à obtenir une profonde modification de l'organisme et la salivation. Viennent ensuite les saignées copieuses et réitérées, l'usage des bains de vapeur avec celui des boissons fortement excitantés, etc. Tous les médicaments d'une activité énergique, tels que l'arsenic, le nitrate d'argent, les cantharides, l'acide prussique, la quinine, le chlore, le camphre, l'émétique, ont également été présentés comme efficaces; mais il est permis de douter de leur puissance anti-rabique. M. Marochetti prétend que le traitement auquel il attribue une vertu préservatrice certaine a également réussi quelquefois à arrêter les progrés de la maladie. Je ne dois pas passer sous silence, non plus, l'emploi du galvanisme : la morsure des vipères, l'injection de l'eau dans les veines, moyens auxquels on a eu recours, sans doute, d'aprés cette maxime que dans cette maladie si terrible, et qui est nécessairement fatale, tout justifie l'usage de moyens même incertains.

Certes, l'état actuel de l'intelligence et de la raison humaine ne comporte pas l'idée de ces pratiques barbares dans lesquelles on faisait périr par hémorragie ou par asphyxie des êtres si dignes de commisération que les hydrophobes; cependant elle existe réellement encore dans quelques esprits. Comme elle ne peut qu'augmenter la crainte déjà horrible qu'on éprouve à la seule pensée d'être accessible à une maladie aussi affreuse, par toutes ses conséquences, que la rage, il ne faut négliger nulle occasion de la présenter comme tout-à-fait contraire à nos mœurs et à nos lois.

Dans un but analogue, il faut également assurer qu'il y a innocuité dans les soins qu'on donne *à un homme* hydrophobe. Malgré le soin qu'on a mis à publier la plupart des cas de rage dans l'espèce humaine, on ne trouve effectivement aucun exemple réel de transmission de cette maladie d'homme à homme. Les faits cités, comme contraires à cette assertion, étaient des cas d'hydrophobie rabiforme présentés par des individus pusillanimes, qui avaient eu des rapports quelconques avec des sujets véritablement hydrophobes; aussi la maladie s'est-elle presque toujours terminée heureusement, ou s'est prolongée à la façon des monomanies.

VIII. — *Quelles sont les altérations que la rage produit dans les organes?*

A l'autopsie, la membrane muqueuse de la bouche et du pharynx est trouvée d'un gris pâle, à peine lubrifiée par de la mucosité et nullement recouverte de bave; les glandes salivaires ne sont ni rouges ni tuméfiées; le larynx, les bronches et surtout la trachée-artère offrent, au contraire, la coloration d'un rouge foncé, sont fortement enflammés et tapissés de mucosités écumeuses blanchâtres ou un peu colorées par du sang. C'est la bave qui, ainsi que je l'ai dit plus haut, paraît être le seul véhicule du virus rabique. Les autres organes, tels que l'estomac, le foie, le cerveau, etc., présentent les effets ordinaires aux maladies violentes et où prédominent les accidents nerveux. La rage est, en effet, une maladie essentiellement nerveuse, et l'on ne conçoit pas que des hommes qui se posent comme sérieux aient osé soutenir que l'on devait considérer tous les symptômes qui lui appartiennent comme des effets de phlegmasie, ou dans la trachée-artère, ou dans la moelle épinière, ou dans les organes digestifs, etc.

OBSERVATIONS ADDITIONNELLES.

Cette année, les cas d'hydrophobie se sont montrés en assez grand nombre et de manière à infirmer, pour le moment, l'opinion que j'ai émise au sujet de la fréquence relative de cette maladie et de l'affection morveuse. Mais cette différence, en faveur de la rage, et qui, d'ailleurs, est exceptionnelle, pourrait n'être qu'illusoire ; car, pendant qu'aucune atteinte de cette dernière maladie ne reste ignorée, beaucoup de cas de morve sont méconnus par suite de l'analogie de plusieurs de ses symptômes avec ceux d'autres affections morbides, et parce que, encore aujourd'hui, beaucoup de médecins n'en supposent pas même l'existence possible.

Quant aux autres propositions que certains esprits en retard ont pu trouver trop absolues, aucun fait récent, pas plus que ceux *authentiques* du passé, n'est venu les contredire. Ainsi, bien que la panique s'en soit répandue particulièrement à l'époque des chaleurs, où en effet on a observé quelques cas de rage, il n'en reste pas moins établi que c'est dans les saisons tempérées que la maladie se développe primitivement chez les animaux, pour être, de là, transmise à l'homme. Observez que, effectivement, la circulaire ministérielle, qui fut nécessairement dictée par de légitimes appréhensions, date du commencement de juin, et que l'invasion de la maladie chez l'homme n'a lieu, terme moyen, que quarante jours après l'inoculation du virus rabique. Quoique ces considérations doivent suffire, j'ajouterai que dans le nord de l'Allemagne, où l'hydrophobie a sévi de manière à vivement préoccuper les médecins, elle a été attribuée *à la température tiède et humide qui y régnait depuis long-temps.*

On n'a pas vu non plus d'individu du genre humain devenir hydrophobe sans avoir été mordu par quelque animal enragé, et nul n'a payé de sa vie, ou même du moindre inconvénient particulier, l'accomplissement des devoirs d'humanité ou d'affection, pour avoir contracté la maladie en donnant des soins à des infortunés qui en étaient atteints, parce que, comme je l'ai dit, la rage ne se transmet pas d'homme à homme, et que, d'ailleurs, les malheureux hydrophobes, au lieu de chercher à mordre (*) et à la communiquer par d'autres moyens, expriment les sentiments les plus touchants et les plus honorables pour le cœur de l'homme.

Relativement au traitement curatif de la rage confirmée, je m'étais également placé dans le vrai. Ainsi que je l'ai soutenu ailleurs, lorsque les premiers symptômes se manifestent, le poison animal a agi trop profondément sur l'organisme et particulièrement sur le principe de l'existence, pour qu'il soit possible d'en arrêter les effets ; une catastrophe est inévitable. Cependant, on rencontre tous les jours des hommes qui, à les entendre, possèdent des spécifiques, en même temps prophylactiques et curatifs de la rage, et auxquels rien ne saurait résister. Tantôt ce sont des remèdes inappréciables importés des pays chauds, où ils guérissent les malades par centaines, bien que l'hydrophobie y soit à peine connue, tant elle s'y présente rarement ; tantôt ce sont des composés monstrueux dont la recette est due à quelque concierge d'ancien monastère, ou bien encore des plantes ou quelques médicaments, les uns et les autres, *d'après les médecins*, presque sans vertu aucune. On reconnaît ces mortels fortunés et exceptionnellement privilégiés : 1° au ton dédaigneux avec lequel ils parlent de la science; ils n'y ont aucune confiance, mais cela ne les empêche pas de donner des conseils médicaux à toute occasion, d'après quelque livre qui, à la vérité, est en leur exclusive possession ; 2° à leur prétention, *bien légitime assurément*, d'avoir le sens plus droit que tout le monde, et particulièrement d'être souvent inspirés pour *le grand bien* de l'humanité ; 3° à leur obstination à repousser toute circonstance comme mensongère ,

(*) Il n'y a que les animaux, qui habituellement se servent des dents dans la défense ou dans l'attaque, qui mordent lorsqu'ils sont enragés.

tout raisonnement comme absurde, quand ils sont contraires à leurs idées; 4° à cette expression modeste, sans doute, de la physionomie, mais qui reflète, pourtant, le sentiment intime d'une capacité hors ligne. Et comme le public, généralement si bon juge en fait de mérite, confirme ordinairement l'excellente opinion que ces braves gens ont d'eux-mêmes, je dois m'incliner très humblement, et reconnaître que l'incurabilité de la rage confirmée n'est que relative à l'ignorance et à l'impéritie des médecins.

Il ne répugne nullement à la raison de supposer qu'il existe dans la nature quelque moyen, autre que le fer et les caustiques, de neutraliser le principe contagieux de la rage, ou d'en déterminer l'élimination, avant qu'il n'ait modifié l'organisme jusqu'au degré où toute médication est impuissante; mais on l'attendrait en vain du hasard : il faut le demander à l'expérimentation, et il me semble que si, dans ce but, on faisait mordre deux animaux de la même espèce par un chien enragé, et que l'un d'eux, ayant subi un traitement prophylactique particulier, se trouvât épargné pendant que l'autre en aurait éprouvé les atteintes, on devrait espérer avoir agi efficacement. En variant les essais de ce genre, on arriverait probablement à quelque résultat d'une haute importance, et, à cet égard, les écoles de médecine vétérinaire sont placées dans les meilleures conditions possibles; il ne leur faut que l'appui pécuniaire et les encouragements du gouvernement. Ces expériences auraient en même temps l'avantage de fixer sur la valeur de ces remèdes que l'ignorance préconise fanatiquement, au préjudice des médications rationnelles.

COROLLAIRES.

1° La rage est une maladie naturellement contagieuse, mais elle se développe spontanément chez certains animaux, comme le chien, le chat, le loup, le renard, etc.; c'est même ainsi qu'elle fait toujours son apparition. Chez l'homme, les herbivores, les granivores, non. Des symptômes observés chez le premier, considérés comme contraires à cette assertion, appartenaient à l'hydrophobie rabiforme, sorte de monomanie dont le principe est la crainte.

2° Le développement spontané de l'hydrophobie n'est pas, comme on le pense généralement, l'effet des températures extrêmes ou de la faim, puisque, d'une part, elle est fort rare dans les régions septentrionales, presque inconnue dans les pays très chauds, et que, d'après les recherches statistiques, c'est dans les mois de mars, d'avril, de mai, de septembre et d'octobre qu'elle est plus fréquente en Europe; et, d'une autre, les animaux soumis à la torture de la faim ne deviennent point enragés.

3° La transmission de la rage ne s'opère que par l'inoculation de son virus, dont le véhicule exclusif est la bave, produit de sécrétion morbide du pharynx et surtout de la trachée-artère. Les autres humeurs, même la salive proprement dite et le sang, en sont dépourvues. La bave de l'homme, des herbivores et des volatiles hydrophobes possède la propriété contagieuse à un faible degré, puisqu'elle n'a prise que sur des animaux des espèces *canis* et *felis*, qui sont les plus disposés à contracter la maladie. Par suite, l'homme ne la communique point à ses semblables. Il ne cherche pas, non plus, à le faire.

4° Le virus rabique jouit de sa plus grande activité contagieuse chez l'animal où la maladie s'est produite spontanément; il la perd ensuite progressivement en passant d'un sujet à un autre, de sorte qu'après quatre ou cinq inoculations successives, il n'en possède plus; sans cela, la rage eût constitué un des plus terribles fléaux en se propageant indéfiniment.

5° Les accidents de l'hydrophobie ne se manifestent généralement chez l'homme que 30 à 40 jours après la contamination. Ce sont d'abord divers phénomènes de trouble dans l'innervation qu'on peut observer dans d'autres maladies; ensuite, des symptômes caractéristiques, tels que sentiments très pénibles de constriction à la gorge et de chaleur brûlante dans la poitrine, répulsion pour les liquides et les corps luisants, dont la seule vue provoque un tremblement universel (frisson hydrophobique), un besoin incessant de crachoter, des alternatives de spasmes et de convulsions, etc. Cet état morbide, dont rien ne peut arrêter les progrès, amène bientôt l'épuisement des forces, et, au bout de quelques jours, la mort arrive tout d'un coup et comme par l'effet de la suspension des mouvements respiratoires.

6° Les moyens les plus sûrs de prévenir le développement de la rage sont, 1° l'élimination du virus inoculé au moyen du lavage immédiat, des ventouses ou même de l'ablation de la partie contaminée; 2° sa destruction, en désorganisant par le fer rouge ou des caustiques la partie qui le recèle. Tous les remèdes préconisés avec plus ou moins d'enthousiasme par des personnes étrangères à l'art se sont, jusqu'à présent, montrés impuissants à empêcher le développement de la maladie, lorsque la contagion avait eu réellement lieu. S il existe un spécifique anti-rabique, il faut en attendre la découverte d'expérimentations faites durant la période d'incubation. Mais, en tous cas, les moyens moraux ne doivent jamais être négligés, parce qu'il y a des sujets chez lesquels une légère modification de l'organisme peut, ou décider l'explosion du mal, ou le conjurer.

7° Le traitement curatif de la véritable hydrophobie, de la rage confirmée, est d'un résultat constamment négatif. Les cas de guérison rapportés par les journaux politiques ont tous été, en définitive, reconnus controuvés. Cependant la médecine peut se montrer utile en palliant les accidents et en dirigeant avec dévouement tous les soins que commande l'affreux état du malade. Mais de ce que la cure de la rage déclarée est impossible, il ne s'ensuit pas que la préservation le soit nécessairement, et le gouvernement ne saurait trop encourager les expériences instituées dans le but de résoudre ce problème.

TROISIÈME PARTIE.

DES MALADIES CHARBONNEUSES (*).

I. — *En quels états morbides ou maladifs consiste ce genre d'affection?*

Les véritables maladies charbonneuses ont pour caractères essentiels d'être, comme la rage et la morve, susceptibles de se développer spontanément chez les animaux ; de se transmettre par contagion à d'autres individus du règne animal, y compris l'homme, et d'avoir pour résultat ordinaire la destruction gangréneuse de quelques parties ou même la mort. Les formes sous lesquelles elles se présentent sont subordonnées aux conditions dans lesquelles la transmission s'opère. Lorsque le principe contagieux ou virus du charbon est mis en contact avec quelque partie accessible à son activité spéciale, s'il n'est pas immédiatement entraîné dans la circulation générale, la présence de ce poison se décèle bientôt dans la partie par l'apparition d'une série d'accidents dont le terme est toujours sa mortification. Soit que le mal

(*) Cette dénomination vient de la couleur noire de charbon que les parties atteintes par la gangrène prennent en se transformant en escarre. Il serait plus convenable de les appeler *gangréneuses de nature contagieuse*, car ce sont là les deux conditions qui prédominent sous le rapport de l'importance.

reste purement local, ou qu'il suscite un trouble général consécutif, il réalise l'espèce de maladie charbonneuse connue sous les dénominations diverses de *feu persique*, *puce maligne, bouton malin*, et particulièrement de *pustule maligne* ou de *charbon inoculé.*

Lorsqu'au lieu de s'arrêter dans la partie contaminée, le virus charbonneux parvient directement dans le torrent de la circulation et infecte ainsi l'organisme, soit que le fait s'accomplisse par voie d'inoculation ou par l'intermédiaire de l'absorption générale, de la respiration, etc., il en résulte constamment un état morbide grave, mais qui n'est pas toujours le même. Le plus souvent, après les premiers effets de l'infection, il se développe à l'extérieur une tumeur inflammatoire aboutissant à la gangrène : c'est le *charbon* proprement dit ou *l'anthrax malin*, que les médecins-vétérinaires nomment, avec plus de raison, *charbon symptomatique.* Dans quelques cas, il ne se manifeste aucune trace d'inflammation gangréneuse, au dehors du moins ; cependant, le sujet qui s'est exposé à l'infection charbonneuse présente des symptômes qui, évidemment, indiquent que le poison exerce son influence délétère sur les principaux foyers de la vie : il s'agit alors de la *fièvre charbonneuse.*

Ainsi, les maladies charbonneuses, quoique tenant toujours à un principe unique, bien qu'elles soient toutes de nature identique, peuvent revêtir trois formes particulières, distinctes, qui constituent : 1° *la pustule maligne* ou le *charbon inoculé;* 2° *l'anthrax malin, le charbon symptomatique contagieux ;* 3° *la fièvre charbonneuse* ou l'ensemble des accidents généraux qui ont pour principe l'infection charbonneuse.

II. — *Quels sont, suivant sa marche ordinaire, les symptômes de la pustule maligne ?*

Après un laps de temps qui varie depuis quelques heures jusqu'à deux ou trois jours, la partie sur laquelle la matière imprégnée du virus charbonneux a été déposée devient le siége d'un sentiment incommode de chaleur ou de cuisson douloureuse. On y aperçoit une petite tache d'un rouge obscur semblable à une morsure de puce. Cette petite tache s'agrandit assez vite, et il se forme, à son centre, une vésicule contenant un fluide séreux jaunâtre. Soit qu'elle s'ouvre d'elle-même ou que le malade la rompe en se grattant, sa destruction met à découvert un petit tubercule grenu, résistant, de couleur jaune ou grise et de forme lenticulaire. Ce noyau d'engorgement n'intéresse encore qu'une partie très restreinte de la peau; mais le mal continuant ses progrès, il s'étend dans tous les sens; il prend en même temps un aspect plus obscur, une teinte plus foncée, et devient enfin complètement noir. La partie est alors entièrement gangrénée et convertie en escarre. De son côté, la rougeur au milieu de laquelle la bulle s'est développée n'a pas cessé de gagner du terrain, et précédant toujours la mortification dans son extension, elle représente maintenant une sorte de cercle inflammatoire de mauvais caractère autour de l'escarre. Sa coloration a subi quelques modifications; elle est plus éclatante et comme violacée. La portion du derme sur laquelle repose cette aréole étant fortement tuméfiée et parsemée de phlyctènes, pendant que la partie mortifiée a éprouvé un certain degré de rétraction, il en résulte pour la dernière une dépression que sa couleur noire contribue aussi à rendre fort remarquable. Telle est l'idée qu'on peut se former d'une pustule maligne bien caractérisée, mais dans son état de simplicité. Je dois ajouter, toutefois, qu'on voit assez souvent, alors même que la maladie peut être considérée comme bénigne, en dehors de l'aréole inflammatoire, une sorte d'endurcissement blanchâtre de la peau, que l'on pourrait comparer, soit aux effets de l'urtication, soit à ceux des piqûres de certains insectes, soit, encore, à ceux tout récents d'une contusion. Il semble que cette tuméfaction résulte de l'engorgement des vaisseaux blancs ; souvent, il en part, en effet, des traînées d'angioleucites très prononcées. Cette tuméfaction me paraît correspondre au *charbon blanc* admis par les médecins-vétérinaires.

Dans la plupart des cas, et comme si le principe morbifique s'était épuisé, la maladie, parvenue à ce degré, s'arrête, et la puissance médicatrice de la nature, se mettant à l'œuvre, on voit l'aréole passer bien vite à l'état d'inflammation franche : un cercle de suppuration s'établir autour de l'escarre pour la séparer des parties vivantes. En même temps, l'engorgement voisin et les sensations douloureuses dont il s'accompagnait se dissipent, ainsi que les inquiétudes, et la guérison se réalise comme dans les plaies avec perte de substance.

Quelquefois, au contraire, l'inflammation gangréneuse continue à faire des progrès, malgré même les plus actives médications qu'on lui oppose. La tuméfaction, gagnant alors le tissu cellulaire, devient très considérable et déforme quelquefois affreusement les parties. On en donne une idée assez exacte en disant qu'elle tient en même temps de l'œdème et de l'emphysème par ses caractères extérieurs ; mais, comme elle présente une coloration violacée ou de rouge foncé, et qu'elle est couverte de phlyctènes livides ou bleuâtres, on ne peut méconnaître que les phénomènes qui prédominent appartiennent aux inflammations d'essence maligne.

Les souffrances sont sans doute en rapport avec la violence du mal ; cependant, les malades, trop préoccupés de la gravité de leur état, ne s'en occupent guère que lorsqu'on les interroge à ce sujet, et je n'ai pas vu deux malades se servir des mêmes termes pour en donner une idée.

On comprend qu'en effet elles doivent varier à l'infini, suivant l'intensité de la maladie et la nature des parties affectées.

Evidemment, un travail destructeur aussi actif ne saurait exister sans influencer d'une manière importante les systèmes sanguin et nerveux, et sans occasioner des troubles fonctionnels. Aussi observe-t-on toujours, à ce degré de la pustule maligne, plus ou moins de fièvre et d'agitation. Et si elle a son siége au cou, par exemple, elle produit, en outre, une gêne quelquefois très grande de la respiration, tandis qu'elle provoque divers phénomènes d'excitation cérébrale lorsqu'elle occupe quelque partie de la face.

Dans cet état de choses, il n'y a pas nécessairement incurabilité, et cela parce que la maladie charbonneuse est encore locale, que l'organisme n'est pas imprégné du virus septique. Mais le mal a-t-il déjà fait de grands ravages aux membres, il peut avoir atteint ou même détruit complètement des muscles, des tendons, des nerfs et des vaisseaux très importants, et avoir pour conséquence des hémorragies, des paralysies partielles, un état impotent, etc. Au col, où le larynx, la trachée, les artères carotides, les veines jugulaires peuvent être atteints, les suites en sont bien autrement redoutables; mais c'est surtout au visage, qu'en dévorant les paupières, le nez, les lèvres, etc., il opère les destructions les plus fâcheuses, bien qu'elles ne soient pas des plus dangereuses.

Si, contrairement à l'hypothèse de curabilité, l'infection

charbonneuse s'établit par le fait des progrès de la maladie locale, on voit inopinément surgir des accidents généraux d'un ordre nouveau et fort grave, tels que prostration extrême des forces, abattement moral, stupeur, coma, délire obscur, défaillances ou lipothymies, profonde altération des traits, etc.; ou bien des phénomènes d'ataxie, comme l'anxiété, l'agitation, un délire plus ou moins violent, l'expression convulsive des yeux, une soif ardente, des vomissements, une activité désordonnée de la respiration et de la circulation, etc. En même temps, la tumeur s'affaisse, noircit dans toutes ses parties, ou devient mollasse et livide. Elle se couvre d'énormes bulles remplies d'un ichor sanieux, noirâtre, ou bien l'épiderme s'en détache par grands lambeaux et laisse à nu la peau, qui est déjà dans un état complet de sphacèle. Il s'en exhale l'odeur *sui generis* de la gangrène, qui, auparavant peu sensible, est maintenant très prononcée.

Une telle intensité dans des symptômes aussi nombreux ne comporte nécessairement qu'un pronostic des plus fâcheux. Tout concourt, en effet, à amener la maladie à une solution fatale qui se fait peu attendre.

A l'exemple d'Enaux et Chaussier *(Précis sur la Pustule maligne)*, tous les médecins qui ont écrit sur cette maladie en ont divisé le cours naturel en quatre périodes. La première comprend tous les phénomènes qui s'observent depuis son invasion jusqu'à la rupture de la vésicule inclusivement, c'est-à-dire la sensation de démangeaison ou de cuisson, la tache ou point rouge en forme de morsure de puce et la petite bulle. Sa durée est, dit-on, de 24 à 36 heures. La seconde représente les changements qui s'opèrent dans un laps de temps de deux ou trois jours, consistant dans l'agrandissement du tubercule lenticulaire du derme que la destruction de la vésicule a mis à nu, dans la formation de l'aréole inflammatoire et des phlyctènes gangréneuses. La troisième, de deux à trois jours de durée, se compose de la conversion complète du tubercule central en escarre et de la propagation de tuméfaction aux parties environnantes et subjacentes. La quatrième, enfin, qui est, terme moyen, de quatre jours, est marquée par la continuation des progrès de l'affection locale et surtout par l'apparition inopinée des symptômes de l'intoxication charbonneuse, qu'on a comparée à ceux des fièvres atoxo-adynamiques. Mais cette division, inspirée sans doute par lè désir d'obtenir la plus grande exactitude possible, n'atteint nullement le but qu'on s'est proposé; car, en faisant de la maladie quatre tableaux particuliers, elle nuit à l'idée générale qu'on doit s'en former. D'ailleurs, elle n'est point la représentation fidèle de la nature, et surtout elle n'est pas pratique, puisqu'elle a conduit des chirurgiens d'un mérite reconnu, particulièrement M. Vidal, de Cassis, à admettre, sans autre motif qu'une acuité ou une intensité plus grande dans le même état maladif, une pustule maligne et un charbon idiopathique, alors que le fait de l'inoculation, qui leur est commun, doit prévaloir dans les indications curatives.

III. — *Quels sont les phénomènes morbides dont la succession caractérise l'anthrax malin ou charbon contagieux?*

Cette deuxième forme de l'affection charbonneuse étant la conséquence de l'infection préalable de l'organisme, ne constituant, par suite, qu'un symptôme de maladie générale, ne saurait présenter une suite d'accidents aussi régulière que la pustule maligne ou charbon inoculé. Par suite, les auteurs en ont donné des descriptions qui, géralement, portent avec elles le vice d'une fausse appréciation de quelques circonstances, pour s'être trop attachés aux phénomènes qui prédominaient dans les cas particuliers soumis à leur observation, ou que, spécialement chirurgiens ou médecins, ils ont donné plus d'importance au mal local ou à l'état général. Pour éviter ces deux écueils également dangereux dans la pratique, je me suis décidé à exposer le résultat de mes propres observations, mais sans rien négliger des circonstances signalées par d'autres et dont je n'ai pas été témoin, ou qui ont échappé à mes remarques.

Dans le cours des vingt-huit années qui viennent de s'écouler, j'ai traité en Lorraine un assez grand nombre de cas de charbon malin; cependant, je n'ai jamais été à même d'observer la maladie avant l'apparition de quelques traces de gangrène. J'espère donner, néanmoins, une idée satisfaisante de ses premiers symptômes, en résumant les rapports collectifs de mes malades en ces termes : « Avant de souffrir dans la partie où vous voyez le mal, je me sentais très indisposé et sans savoir pourquoi; j'étais en proie à un malaise extrême, et, au moindre exercice, j'éprouvais un sentiment de fatigue extraordinaire; j'étais assiégé par des idées tristes, comme si j'étais menacé d'un grand malheur; j'éprouvais de temps à autre des frissons, des étourdissements et comme des défaillances. Au moment où le mal s'est déclaré, j'ai ressenti dans la partie des élancements avec sensation de chaleur brûlante. Cette souffrance est devenue rapidement très intense et *me portait au cœur*. La peau s'y est montrée d'abord d'un rouge clair, puis d'un rouge beaucoup plus foncé; des *beuilles* (bulles) s'y sont développées, et enfin ce noir, que vous nommez escarre, s'est manifesté. »

A cette période de la maladie, l'engorgement, sur lequel repose la tumeur et qui lui est inhérent, comprend déjà toute l'épaisseur du derme et le tissu cellulaire sous-jacent.

D'après les progrès ordinaires, le mal s'étend rapidement dans tous les sens, de telle sorte que dans le cours de dix, quinze ou vingt heures, il peut envahir une considérable quantité de tissu et même compromettre l'existence. La tuméfaction n'a rien de constant quant à sa densité; tantôt elle est assez compacte et résistante, tantôt, au contraire, elle est molle, compressible et ressemble à des infiltrations séro-sanguines, suites de fortes contusions. Mais, dans tous les cas, elle est surmontée, en dehors de l'escarre, d'une rougeur vive, luisante ou violacée, d'un aspect sinistre, et couverte de phlyctènes gangréneuses semblables à celles de la pustule maligne parvenue à une période avancée. Il va sans dire que l'inflammation qui, dans l'anthrax malin, précède le sphacèle, n'est point exempte de souffrances locales; lorsque, en effet, on interroge les malades, on les entend les uns dire que la douleur qu'ils éprouvent est analogue à celle que produit le fer rouge, et les autres, qu'elle est également déchirante et brûlante, qu'elle leur occasione des espèces de défaillances, etc. Dans cette maladie comme dans celle dont j'ai déjà tracé le tableau (la pustule maligne), les parties mortifiées répandent à divers degrés l'odeur particulière de la grangrène, et, suivant son siége, l'engorgement inflammatoire peut être le point de départ d'angioleucites et de phlébites qui augmentent d'autant la gravité du cas.

Ainsi, pour résumer, supposez : 1° une tuméfaction extérieure plus ou moins considérable, au centre de laquelle existe une croûte noire déprimée (en apparence du moins), de la largeur d'un sou (moins ou davantage), insensible et exhalant une odeur septique spéciale; 2° en dehors de cette partie charbonnée, une aréole inflammatoire d'un rouge entremêlé de violet, de bleu, de noir, et parsemée de vésicules remplies d'un fluide ichoreux; 3° une tuméfaction plus ou moins considérable servant de base au tout, étant le siége de souffrances diverses, et d'où naissent souvent des lignes rouges formées par des virus enflammés ou des nodosités douloureuses sur le trajet des vaisseaux lymphatiques, et vous vous représenterez, aussi exactement que possible, le charbon ou anthrax malin considéré dans ses symptômes locaux.

Voici maintenant l'état pathologique général qui l'accompagne, le complique, ou mieux, qui en fait partie intégrante : Dans les cas les plus bénins, comme si l'organisme se débarrassait du poison charbonneux en faisant se développer l'anthrax, avec l'apparition de celui-ci coïncide un amendement sensible dans ses phénomènes précurseurs ; à tel point que, quelquefois, il semble qu'on n'ait plus affaire qu'à une affection purement locale, et alors il y a fort peu de différence entre ce charbon et la pustule maligne. Mais le plus souvent les choses ne se passent point ainsi ; le virus, qui n'est point éliminé, amène la diathèse charbonneuse, et, avec elle, un appareil d'accidents généraux contribuant pour beaucoup à établir la gravité du cas. Cette diathèse ou diffusion du principe septique se traduit, en général, par des symptômes indiquant que le sang empoisonné exerce une influence fâcheuse dans les principaux foyers de la vie et particulièrement sur le système nerveux. Ce sont d'abord des troubles divers, mais très prononcés, de la plupart des fonctions, comme malaise indéfinissable, nausées, vomissements, borborygmes, respiration en quelque sorte spasmodique, étouffements, palpitation tumultueuse, alternant avec des lipothymies, constriction à la gorge, bouffées de chaleur et de rougeur au visage, étourdissements, sensations dépravées, anxiété, rêvasseries sinistres, accès fébriles, irréguliers, etc., etc. Plus tard, par l'effet simultané des progrès de la destruction gangréneuse, qui, sans changer de caractère, peut prendre des proportions énormes, de l'altération du sang et la profonde atteinte portée au principe de la vie, elle devient la source d'un nouvel ordre d'accidents qui, alors même qu'ils remplacent quelques-uns de ceux précités, dénotent toujours une gravité extrême. Ce sont la stupeur, le coma, un délire obscur mais continu, la résolution des forces, l'état sec et encroûté de la langue et de toute la bouche, une soif dévorante, la couleur terne de la peau, une respiration entrecoupée de fréquentes faiblesses ou de véritables syncopes, une diarrhée fétide, des sueurs visqueuses et froides, avant-coureurs de la mort, qui arrive, en effet, au bout d'un laps de temps qui varie de douze heures à quatre ou cinq jours.

IV. — *Quels sont les symptômes qui appartiennent spécialement à la fièvre charbonneuse et en font une maladie distincte de la pustule maligne et du charbon de même nature?*

Il faut tout d'abord reconnaître que tout ce qui, dans la maladie dont je viens de présenter le tableau, comme dans la pustule maligne parvenue à une période avancée, se passe en dehors du mouvement désorganisateur qui s'opère dans les parties extérieures, constitue une véritable fièvre charbonneuse (*), soit qu'elle le précède et le suive, ou qu'elle

(*) Dans cette dernière espèce d'affection charbonneuse, les symptômes les plus saillants sont des troubles nerveux, et l'agitation sanguine n'y figure que d'une manière secondaire. Il convient néanmoins de lui conserver la dénomination de *fièvre charbonneuse*, parce qu'elle a été adoptée par les médecins-vétérinaires, qui ont, les premiers, signalé l'existence de cette maladie, et qu'on est généralement disposé à appeler du nom de fièvre les divers états maladifs sans symptômes matériels, surtout lorsqu'ils supposent quelque altération des humeurs, comme celui en question.

vienne s'y ajouter. Mais cette maladie peut-elle exister comme fièvre essentielle, comme formant à elle seule une affection charbonneuse particulière ? Telle est la question que j'ai à examiner.

Dans le cours des épizooties charbonneuses, on voit toujours quelques animaux périr à la suite d'accidents généraux semblables ou au moins analogues à ceux qui accompagnent chez d'autres les tumeurs gangréneuses accessibles à l'observation. Cependant, on ne trouve à l'autopsie que des congestions, des injections vasculaires et tout au plus des ecchymoses. Toutefois, on a constaté dans quelques cas des traces réelles de sphacèle; mais comme elles ne s'étaient décélées pendant la vie par aucun signe certain, et que, d'ailleurs, elles n'étaient que d'une importance fort secondaire, on ne peut les considérer comme établissant la condition de maladie locale pour l'état pathologique en question.

D'autre part, des animaux qui ne présentaient, ni dans le cours de leur maladie, ni après y avoir succombé, le moindre vestige de charbon local, ont néanmoins été l'occasion du développement d'accidents de cette nature, même chez l'homme. Ainsi, il est arrivé assez souvent que pour avoir, dans un but thérapeutique, introduit la main dans le rectum de bœufs qui étaient dans ce cas, des *guérisseurs* de campagne se sont bientôt trouvés atteints de pustule maligne ou même de charbon. Ces faits me semblent établir d'une manière péremptoire l'existence chez les animaux d'un ensemble d'accidents généraux ayant pour principe l'infection charbonneuse et ne supposant nécessairement aucune tumeur gangréneuse. Cette maladie est, en effet, parfaitement connue en médecine vétérinaire, où elle a pris la dénomination de *fièvre charbonneuse.*

Maintenant, comment admettre que l'homme en puisse

être exempt , lorsqu'on sait que la maladie ne change ni de nature ni de caractère en lui étant communiquée , et qu'il est reconnu que toutes les infections de la masse sanguine peuvent avoir des effets multipliés sans symptômes locaux ? Pourtant, les auteurs gardent le silence à son sujet, et je me trouve réduit à rapporter ce que j'ai observé ou puisé auprès de deux anciens praticiens. En voici le résumé ; mais ce sont encore les dires des malades que je vais rapporter, quant aux premiers temps de cette espèce de fièvre :

L'infection étant dans ce cas , comme lorsque le charbon se développe, la condition préalable, nécessaire, il semble que la maladie devrait débuter par les mêmes symptômes. Ce sont bien, dans l'une comme dans l'autre affection, des phénomènes d'intoxication animale qui se manifestent ; mais dans la fièvre charbonneuse, comme si le poison, à raison de certaines prédispositions, disposait de toute son activité pour la production de désordres divers et multipliés au lieu de s'amoindrir en déterminant la formation de tumeurs extérieures, les modifications morbides qui la constituent offrent quelque chose de plus brusque et de plus spasmodique. Ainsi, les malades, qui d'abord éprouvent une sensation de malaise indéfinissable, mais très pénible, vers les plexus abdominaux, sont bientôt pris de vomissements violents et opiniâtres ; leur respiration présente une activité extraordinaire, comme dans quelques affections morales; leur cœur bat d'une manière tumultueuse ; ils éprouvent des étouffements et ont besoin de boire à chaque instant ; leur ventre se météorise plus ou moins ; ils éprouvent quelquefois des hoquets ; leur peau prend une teinte jaunâtre ou brune. Du côté du système nerveux spécialement, on remarque les circonstances suivantes : céphalalgies dont le caractère insolite donne à la plupart des malades l'idée d'un danger immédiat, exaltation passagère des facultés intellectuelles, expression de la physionomie semblable à celle qu'elle prend dans quelques cas de délire maniaque, épistaxis, etc.

Ces accidents d'excitation, et la perturbation qui en résulte, peuvent suffire pour amener une catastrophe, même dans un laps de temps très court. Dans le cas contraire, l'état pathologique passe aux conditions de la diathèse charbonneuse, et les symptômes prennent le caractère et la marche de ceux qui appartiennent à l'anthrax malin ou à la pustule maligne dans ses dernières phases. Toutefois, il faut dans ce rapprochement faire la part des résorptions de fluides purulents ou gangréneux qui, dans les deux dernières maladies, jouent un rôle important dans la symptomatologie.

Il est dans la nature des maladies par infection, par empoisonnement du miasmatique, virulent ou septique du sang, d'avoir une marche et une durée très variables. Quelquefois le principe toxique, après être resté dans l'organisme un temps plus ou moins long à l'état occulte, agit tout d'un coup avec tant de violence, qu'il éteint en quelques instants le principe de la vie. Hurtrel d'Harboval *(Dictionnaire de médecine vétérinaire)* rapporte que dans une épizootie charbonneuse qui, en 1837, fit de grands ravages dans les départements de la Creuse et de la Corrèze, on vit souvent des bœufs et des chevaux succomber en un instant, bien qu'auparavant ces animaux fussent dans un bon état de santé. Ils tombaient en travers tout d'un coup, dit-il, et expiraient presqu'aussitôt. Chabert, ancien inspecteur des écoles vétérinaires, présente aussi la fièvre charbonneuse comme une maladie à marche extrêmement rapide. D'après cet auteur très estimé, sa plus longue durée peut n'être que d'une heure à deux, temps durant lequel « l'animal paraît étourdi, égaré; il se lève, baisse la tête ; il se secoue, se tourne, se plaint, hennit ; ses yeux sortent pour ainsi dire de leur orbite; il chancelle, tombe et meurt dans des convulsions violentes. »

Mais la maladie charbonneuse peut-elle sévir d'une manière aussi foudroyante sur l'homme ? Si l'on considère que dans les épidémies de fièvres pernicieuses des sujets vigoureux sont quelquefois enlevés dans un premier accès, et qu'à des époques où règnent des fièvres typhoïdes meurtrières, il n'est pas très rare de voir des individus y succomber en moins de douze heures, et après avoir présenté les mêmes symptômes que d'autres malades chez lesquels le caractère typhique s'est ensuite parfaitement établi ; si l'on tient compte de ces faits, dis-je, on ne pourra contester la possibilité d'une semblable acuité dans la fièvre charbonneuse, et dès-lors il est du devoir des médecins de procéder dans leurs observations et leur pratique avec une extrême circonspection à l'occasion des cas indéterminés de ce genre.

D'un autre côté, la nature peut, par l'intervention des forces vitales, opposer au principe morbifique une résistance assez puissante pour en contenir l'activité. Alors la maladie peut traîner plus ou moins en longueur, ou même se guérir à la faveur de quelques crises ou d'éruptions ayant le même caractère. Ces heureuses circonstances, qui se sont souvent réalisées à l'égard de la fièvre charbonneuse chez les animaux, doivent étendre leur bénéfice à l'homme; mais la constatation du fait reste à faire.

V. — *Quels sont les caractères respectifs des trois formes de la maladie charbonneuse, et quels en sont les signes différentiels à l'égard des autres affections gangréneuses?*

Les maladies dont je viens de faire l'histoire procèdent toutes du même principe : le virus charbonneux; chacune d'elles porte le germe des deux autres, et lorsqu'elles aboutissent à une solution fatale, c'est, en définitive, en éteignant la vie dans ses foyers. Elles sont effectivement d'une nature absolument identique; leurs différences extérieures résultent uniquement, comme je l'ai déjà dit, de la voie (*) par laquelle l'agent morbifique s'est introduit, et des conditions dans lesquelles il trouve les individus contagionnés. Le mal est-il le résultat de l'application de quelque matière chargée du virus sur un tissu organique susceptible de l'absorber, on doit le considérer comme un *charbon inoculé*, qu'on nomme *pustule maligne* lorsque c'est dans le lieu même de la contamination que les premiers accidents se manifestent. Le poison animal s'introduit-il directement dans l'organisme, il arrive de deux choses l'une : ou bien, après avoir suscité divers troubles fonctionnels ou vitaux, il porte son action au dehors et y détermine la formation d'une tumeur gangréneuse qui est l'*anthrax malin*, le *charbon;* ou bien il s'attache exclusivement à l'intérieur, fait que la scène des accidents s'y passe en phénomènes généraux, et produit ainsi la *fièvre charbonneuse*.

Dans le premier cas, la nature procède comme dans l'inoculation de la vaccine, de la syphilis, etc., ou comme dans les piqûres ou les morsures d'animaux venimeux; dans le

(*) Le docteur Leuret et M. Barthélemy, médecin-vétérinaire, ont mis le fait hors de doute. Lorsque, dans leurs expériences, ils introduisaient dans les chairs d'un animal sain quelque matière chargée du virus charbonneux, que celui-ci fût le produit de l'anthrax malin ou de la pustule maligne, ils obtenaient le développement de cette dernière. Tandis que lorsqu'ils injectaient les fluides virulents dans les veines ou qu'ils y transfusaient le sang artériel d'un autre animal vivant charbonné, ils voyaient constamment survenir les effets ordinaires de l'infection : la fièvre charbonneuse avec une ou plusieurs tumeurs gangréneuses, ou cette fièvre seule.

second, à l'instar de plusieurs fièvres éruptives; et dans le troisième, de même que dans beaucoup d'affections par empoisonnement du sang, telles que celles dites pestilentielles, typhiques, pernicieuses, etc., ou comme lorsqu'il y a intoxication par quelque poison narcotico-âcre.

Malgré la distinction nettement tranchée qui existe dans les trois espèces de maladies charbonneuses lorsqu'elles sont considérées dans toute la succession de leurs symptômes, il est une circonstance où le diagnostic est impossible à la première vue. La difficulté provient de ce qu'une pustule maligne arrivée à une période avancée et un charbon d'une intensité modérée se ressemblent parfaitement quant à l'aspect. Mais pour porter définitivement un jugement erroné, il faudrait, par défaut d'instruction, négliger plusieurs renseignements qu'on peut toujours se procurer.

Il me semble avoir assez bien déterminé les caractères des maladies charbonneuses; cependant, il reste évidemment matière à objections dans cet exposé. Ainsi, la propriété contagieuse est partagée par les anthrax de la morve ou du farcin et par les charbons de la peste, du moins on le dit, et toutes les inflammations gangréneuses peuvent avoir pour résultat final l'extinction de la vie, au moins dans une partie limitée. De sorte qu'il n'y a en réalité que cette circonstance de naître primitivement chez les animaux pour en établir l'individualité; mais, de bonne foi, elle suffit bien avec la co-existence des phénomènes qui en sont inséparables. Il y a peu de faits séméiologiques plus clairs.

A propos du diagnostic différentiel, on peut encore opposer: 1° que les anthrax ou gangrènes partielles des maladies typhiques et les diverses autres espèces de sphacèles (*) of-

(*) Dans les hôpitaux où sont réunis beaucoup de petits enfants, on observe quelquefois chez certains de ces êtres lymphatiques ou ché-

frent de nombreux points de ressemblance extérieure avec les maladies charbonneuses ; 2° que le contact ou l'inoculation de leurs produits en décomposition peut avoir pour effet des inflammations gangréneuses, ou même des accidents d'infection générale. Mais c'est uniquement à raison de leurs propriétés irritantes ou exclusivement septiques que les matières ou les fluides de ces maladies déterminent ces accidents (*). Quant aux erreurs dont les apparences d'analogie peuvent être la source, on ne peut les supposer possibles que chez un praticien dépourvu des plus simples notions de la séméiologie.

La détermination d'un état pathologique non localisé, comme la fièvre charbonneuse, demande autrement de sagacité et de discernement. D'une part, les maladies connues sous la dénomination à sens si mal défini de fièvres graves, peuvent présenter tous les genres possibles d'anomalies et de troubles maladifs, et il en est de même des effets généraux de l'infection charbonneuse, dont se compose cette fièvre spéciale. De l'autre, pour éviter l'erreur, il faut savoir se tenir au point de vue du doute, ne négliger aucun renseignement, et, avant tout, avoir l'idée que cette maladie peut exister, dispositions d'esprit que ne présentent pas tous les praticiens.

A cet égard, *particulièrement*, les guides pratiques sont

tifs des escarres sur les joues ou sur les lèvres ressemblant assez à celles de la pustule maligne; mais, dans les cas de ce genre, le mal, commençant dans la bouche, procède du dedans au dehors, tandis que le contraire a lieu pour le charbon inoculé. D'ailleurs, les circonstances antécédentes sont toutes différentes.

(*) D'après les expériences de M. Barthélemy, médecin-vétérinaire, l'insertion sous la peau des produits des gangrènes non charbonneuses peut déterminer une inflammation de mauvais caractère qui peut aboutir au sphacèle. Mais le plus souvent ce ne sont que les effets ordinaires des matières putrides qui se manifestent, et, en tous cas, il n'y a rien dans les résultats obtenus qui dénote de la virulence.

sans utilité, parce que la fièvre charbonneuse n'a guère été observée que dans les campagnes, et que les auteurs de ces manuels n'ont généralement exercé que dans les grandes villes. Mais ce que j'ai dit de cette maladie me paraît suffire pour fixer les esprits sur les symptômes qu'il faut lui attribuer, et devoir me dispenser d'énumérer ici les signes des autres maladies qui sont négatifs pour elle.

VI. — *Quels sont les changements matériels apportés dans le corps humain par les maladies charbonneuses ?*

Rien n'est plus naturel que la curiosité qui conduit le médecin à rechercher, après une mort survenue dans des conditions comme celles de la fièvre charbonneuse, la cause du mal dans des lésions organiques; mais combien sont vaines les prétentions et impuissants les efforts de l'anatomiste qui veut tout expliquer le scalpel à la main ! Est-ce que, en effet, on peut, par des dissections, se rendre compte de la part qu'ont prise, dans un mouvement morbide quelconque, les modifications possibles des forces vitales et les altérations diverses dont le sang est susceptible ? Cependant, le sang, ce fluide primordial animé et générateur, passe bien souvent à des conditions morbifères, et on ne peut pas admettre que le principe vital qui régit tout soit simple spectateur des phénomènes morbides. Aussi remarque-t-on que dans les maladies qui ne tiennent pas à des causes externes violentes, et ces maladies sont les plus nombreuses, il n'y a presque jamais de rapports entre leurs symptômes, les lésions constatées après la mort et les circonstances d'où elles paraissent dépendre. Pour mon compte, alors que j'étais dominé par les idées théoriques de l'école anatomo-pathologique, et, mu par un ardent amour du positif, je me suis livré à de nombreuses investigations nécrocopiques; mais aujourd'hui, désabusé par la pratique, je ne leur donne qu'une importance secondaire. Je ne les regarde généralement que comme un moyen de vérifier la supposition d'altérations considérées comme effets plutôt que comme principe d'un état maladif, et la justesse de cette doctrine ressort évidente de ce que je vais rapporter.

Il serait superflu de revenir sur des destructions opérées par la pustule maligne et le charbon; mais il est intéressant de connaître les principales altérations dues à l'infection charbonneuse, lesquelles ne diffèrent pas essentiellement, que cette diathèse soit primitive ou consécutive à des accidents locaux.

Lorsque, par leur extrême acuité, les maladies charbonneuses amènent la mort dans un court délai, on trouve, comme à la suite de toutes les maladies violentes, des injections sanguines dans les principaux centres nerveux et dans leurs enveloppes, généralement rien autre de constant. Lorsque, au contraire, la durée de la maladie est ordinaire, il existe souvent des traces évidentes d'inflammation et même des ecchymoses dans la muqueuse gastro-intestinale. Dans quelques cas, on y a trouvé aussi des plaques d'inflammation gangréneuse et même, dit-on, de véritables escarres (*).

(*) On a constaté chez les animaux soumis à des expérimentations instituées en vue de déterminer le véritable caractère des maladies charbonneuses, les altérations pathologiques suivantes : infiltration du tissu cellulaire, des parois des artères, des veines, des muscles, des ecchymoses à l'extérieur du cœur; ramollissement de son tissu, surtout à gauche; un état emphysémateux des poumons, des taches noires et des engorgements partiels dans ces viscères; des plaques ecchymotiques sur l'estomac, et quelquefois, dans son intérieur, de véritables traces de gangrène; une friabilité fort remarquable du foie et de la rate.

Les organes parenchymateux, particulièrement le foie et la rate, se montrent plus ou moins fortement congestionnés, ramollis et friables. Ils présentent aussi quelquefois des épanchements de sang ou de pus. Ce dernier fluide humoral peut également se trouver dans les veines, dans les vaisseaux lymphatiques et même dans le cœur. Le sang est toujours noir et comme délayé dans une sérosite abondante et trouble (*). Le cadavre, qui dès les premiers instants présente une teinte foncée, se décompose avec une rapidité extraordinaire et exhale bientôt une odeur des plus infectes.

VII. — *D'où proviennent les maladies charbonneuses et quels sont leurs moyens de transmission à l'homme ?*

Il faut, pour faire l'histoire étiologique des maladies charbonneuses chez l'homme, nécessairement remonter à son développement primitif dans le bétail, puisqu'elles ne sont pas susceptibles de naître chez lui autrement que par contagion. C'est, en effet, dans les provinces où les animaux domestiques sont réunis en plus grand nombre que les cas en sont plus fréquents, bien que les contrées méridionales présentent d'ailleurs des conditions plus favorables à leur apparition. D'après les auteurs, la pustule maligne s'observerait plus souvent en Bourgogne et en Lorraine, et le charbon dans le Dauphiné et le Languedoc. Cette assertion peut être fondée, car il est possible que dans chacune de ces contrées il existe une aptitude plus prononcée pour l'un des deux modes contagieux, et qu'ainsi, chacun de ces lieux soit plus

(*) Il résulte des expériences de Leuret que le sang éprouve déjà pendant la vie un commencement de décomposition ayant probablement pour effet la formation d'une certaine quantité d'acides carbonique et sulfhydrique.

exposé que l'autre à un certain ordre d'accidents. Mais il me semble qu'au lieu d'être tirée de l'observation pratique, comme on devrait supposer, elle résulte, d'une part, de la reproduction servile des travaux sur la première de ces maladies (la pustule maligne), encouragés par l'académie de Dijon, et de l'autre, des faits rapportés par les médecins du midi, où le charbon inoculé est généralement confondu avec le charbon symptomatique.

Quoi qu'il soit, les causes appréciables de ces maladies sont, de l'avis unanime des vétérinaires et des nourrisseurs, l'usage des fourrages altérés d'une manière quelconque, des eaux croupissantes ou contenant des animalcules en putréfaction, la vie des pâturages marécageux, le manque d'aération dans les écuries, les travaux excessifs, les vicissitudes atmosphériques, etc., etc. Mais, certainement, leur développement spontané est le plus souvent dû à des influences morbifiques insaisissables ; car il est dans la nature de toutes les affections qui peuvent sévir épidémiquement de ne s'assujétir à aucune règle pathogénique. Il va sans dire qu'une fois nées, elles peuvent, à raison de leur propriété contagieuse, devenir la source indéfinie d'autres maladies semblables. C'est même uniquement ainsi qu'elles peuvent atteindre l'espèce humaine; car, je le répète, le principe n'en existe pas en elles. Par l'effet de circonstances susceptibles de dégrader physiquement l'homme, une alimentation insuffisante ou de mauvaise nature, coïncidant avec des travaux prolongés sous un ciel ardent, certains individus présentent parfois des tumeurs gangréneuses qui ont été prises pour des charbons vrais ; mais elles en diffèrent sous plusieurs rapports, entre autres, celui, capital, d'être dépourvues de virulence. Des conditions inappréciables d'épidémicité ont également pu avoir pour suites des maladies extérieures ayant l'apparence de pustules malignes, et faire croire à Bayle que celles-ci pouvaient se montrer chez l'homme sans l'intervention de la contagion ; mais cette opinion a été victorieusement combattue dans tous les écrits où l'on s'en est occupé depuis cet auteur.

Le fait de la transmissibilité des maladies charbonneuses des animaux à l'homme étant admis , je vais examiner les principales circonstances qui y président. Ce sera le plus simple et le meilleur moyen d'en démontrer la réalité.

On a vu plus haut que la communication de la rage nécessite invariablement l'inoculation de la bave, c'est-à-dire l'introduction de ce fluide dans les chairs à l'aide d'une morsure, et qu'aucune autre partie de l'animal hydrophobe ne peut servir à la contagion, ce qui prouve que dans cette maladie le virus n'a pas d'autre véhicule. Dans les affections charbonneuses, au contraire, la structure entière en est imprégnée ; il semble même que le sang en contienne plus que l'ichor des tumeurs gangréneuses ; aussi l'absorption du principe contagieux peut-elle s'opérer dans les conditions les plus diverses. Ainsi, la simple application d'une humeur ou d'un tissu organique quelconque sur l'enveloppe cutanée, quelle que soit la région de celle-ci, peut suffire pour exposer à la contagion. Au dire de la plupart des auteurs, il ne serait pas même besoin que l'épiderme en fût altéré ou que la peau fût le siége de la moindre inflammation. Cette contamination sur les membranes muqueuses peut avoir des résultats semblables. Toutefois , d'après quelques observateurs, ce ne serait là qu'une assertion hasardée ; le principe contagieux n'aurait prise qu'autant que l'épithélium en serait enlevé ; et quand on y réfléchit bien, on arrive, en effet, à cette conclusion, savoir : que le créateur, dans sa sublime sagesse, n'a pas pu négliger les moyens efficaces de préservation, sans lesquels l'homme et les autres êtres auraient été exposés à des dangers de chaque instant ; car les conditions favorables à la contagion seraient sans cela extrêmement multipliées. Mais pour y voir clair dans l'examen de cette délicate question, il faut se rappeler : 1° que l'absorption dans son activité normale, c'est-à-dire tant que l'organe où elle s'exerce est sain, jouit d'une véritable faculté élective, à la faveur de laquelle elle refuse tout ce qui peut nuire, pendant qu'elle s'empare avec plus ou moins d'avidité des matières propres à satisfaire aux besoins actuels de l'économie animale ; 2° que dans les cas de maladie ou de lésion matérielle des tissus organiques, tout est changé ; que l'inhalation des principes délétères est alors possible. Et comme les membranes muqueuses et cutanées sont également garnies de petites glandes ou de follicules extrêmement nombreux, très sujets à s'enflammer, à s'ulcérer même, sans que cela soit apparent, on a pu croire à la possibilité de l'inoculation par le simple dépôt d'une matière imprégnée de virus, alors que dans le fait elle nécessite un état maladif de l'organe contaminé. Enfin, tout raisonnement mis de côté, il est bien avéré que la pustule maligne attaque assez souvent les paupières, les lèvres, siéges fréquents d'irritations ou de petites écorchures. J'ai dû, dans ce que je viens de dire, m'abstenir de toute application à la muqueuse gastrique, et voici pourquoi : Lorsque, pour expérimenter, on introduit dans l'estomac des animaux une certaine quantité de matière quelconque imprégnée du principe contagieux, quelquefois les parties fluides en sont absorbées avant d'avoir subi d'altération, et l'infection charbonneuse en est la suite ; mais, dans le plus grand nombre des cas, la propriété virulente est détruite par le fait de l'activité digestive ; du moins, d'après les expériences de M. Renault, directeur de l'école vétérinaire d'Alfort, chez le chien, le porc et la poule, alors même que les substances qui la recèlent ont été ingérées non cuites.

Il est manifestement dangereux pour l'homme de coucher dans une écurie où sont logés des animaux atteints de maladies charbonneuses. Ce fait a été signalé depuis longtemps par les vétérinaires, et le célèbre chirurgien Lisfranc, qui le considérait comme exact, le rapportait spécialement aux exhalaisons des matières fécales de ces animaux ; mais il est fort probable que l'air qu'ils respirent est également chargé du principe morbifique. Quoi qu'il en soit, ce mode contagieux, auquel la peau peut aussi prendre part par sa faculté absorbante, a pour effet direct l'infection, et, partant, les accidents qui en résultent n'appartiennent qu'à la fièvre charbonneuse et au charbon symptomatique ou consécutif.

La plupart des auteurs qui ont traité *ex professo* des maladies charbonneuses chez l'homme (Tommassin, Enaux, Chaussier, Fournier, Fodéré), beaucoup de praticiens de la province, et parmi les vétérinaires, Chabert, Hurtrel d'Harboval, etc., ont émis l'opinion que l'usage de la chair d'animaux morts du charbon peut suffire à la transmission de cette maladie. Les recueils de médecine humaine et ceux de médecine vétérinaire, chacun de leur côté, rapportent bien des faits où le danger de cette nourriture est mis hors de doute. Mais aucun de ces faits ne prouve que les accidents plus ou moins graves qui sont résultés chez l'homme de l'ingestion de ces viandes ayant subi la cuisson, aient donné lieu à de véritables maladies charbonneuses. Dans ce cas, en effet, les premiers accidents que constituent : malaise, dégoût, nausées, vomissements, borborygmes, météorisme, pesanteur de tête, etc., s'expliquent par la présence dans l'estomac de matières malsaines, ou même plus ou moins vénéneuses, et les symptômes généraux, dont les causes sont des troubles dans les fonctions nerveuses et dans l'hématose, n'ont pas davantage le caractère charbonneux. La diarrhée abondante et extrêmement fétide, qui est la conséquence ordinaire de ces sortes de digestions, aussi bien que l'absence de cet intervalle qui, dans les maladies contagieuses, sépare la cause du mal de ses effets (l'incubation), témoigne évidemment dans le même sens. On objecterait vainement que les dépouilles des animaux morts du charbon peuvent, malgré les diverses préparations auxquelles on les soumet dans les arts, conserver assez bien le virus pour être d'un contact dangereux. Ce fait, qui est exact, dénote dans ce contagium une tenacité fort remarquable, mais dont une ébullition prolongée doit triompher. On sait, d'ailleurs, que l'activité digestive de l'estomac détruit les virus chez les animaux carnivores et chez l'homme.

On ne doit donc pas admettre comme justes les conclusions d'un mémoire lu à l'Institut par M. Renault, directeur de l'école vétérinaire d'Alfort, d'où il résulterait qu'il y a innocuité complète dans l'usage de la chair prise sur des animaux affectés ou morts d'une affection charbonneuse, etc. Les accidents que j'ai relatés plus haut, je les ai observés plusieurs fois; j'en ai soigneusement constaté la source, et je suis convaincu, pour l'avoir vu deux fois, qu'ils peuvent même avoir assez d'intensité pour amener une terminaison fatale, surtout chez des enfants, des vieillards ou des sujets délicats.

Sans doute, et cela est déplorable, il se consomme beaucoup de viande provenant de bestiaux charbonneux; mais généralement on n'en mange guère; tandis que dans les cas où on a eu à déplorer des malheurs, qu'on pouvait attribuer à cette alimentation malsaine, pour tirer parti d'un bœuf ou d'un mouton mort *en bon état*, on en avait fait, pendant plusieurs jours, des repas très copieux. Ces considérations, qui touchent à un point très important de l'hygiène publique, doivent fixer sérieusement l'attention des hommes commis à la surveillance des intérêts sanitaires communs; elles doivent, en même temps, je le répète, faire rejeter comme dangereuses les conséquences tirées du travail de M. Renault, quelle que soit, en général, l'autorité des opinions de cet expérimentateur éminemment consciencieux.

Les moyens de transmission de la maladie charbonneuse à l'homme étant très multipliés, et le virus conservant fort long-temps son activité spéciale, on devrait s'attendre à en trouver fréquemment des cas. Ils sont, au contraire, assez rares, parce que dans les campagnes on connaît assez généralement le danger auquel on s'exposerait à donner aux animaux malades des soins sans précaution. Toutefois, il n'est pas d'années où cette maladie ne fasse un certain nombre de victimes. Ils sont, du reste, nécessairement subordonnés à ceux qui se présentent dans le bétail, qui y est toujours plus ou moins exposé, suivant les années. Il n'y a pas encore de preuve certaine que l'homme puisse la contracter dans ses rapports avec ses semblables lorsqu'ils en sont atteints. Un élève a pu insérer sur lui impunément, sous les yeux du docteur Rayer, du fluide pris sur une pustule maligne; mais il est reconnu que la pustule maligne a beaucoup moins de virulence que le charbon... De sorte que, dans l'état actuel de la science, il faut considérer exclusivement l'existence de la maladie charbonneuse dans l'espèce humaine, comme la conséquence de quelque contact avec des animaux qui en sont atteints ou avec leurs restes. Presque tous ceux qui sont destinés à satisfaire à nos besoins domestiques y sont sujets, mais non pas également. Le bœuf l'est en première ligne; viennent ensuite la chèvre, le mouton, le cheval et le porc, les volailles. Le chien n'en fournit presque pas d'exemples.

Quant aux diverses conditions de l'homme qui l'exposent à prendre la maladie, on peut les énumérer à peu près dans l'ordre suivant : celle de vétérinaire, de boucher, de pâtre, de tanneur, de fermier, de matelassier, de mégissier, de gantier.

Je dois, avant de passer à un autre sujet, rappeler que la contagion s'opère d'après deux modes différents : tantôt, la partie imprégnée du virus appliquée sur une partie extérieure du corps l'y dépose, et il en résulte une pustule maligne ou charbon inoculé; tantôt, au contraire, le contagium arrive d'emblée dans l'organisme, soit par la voie des fonctions, soit par le fait d'une inoculation, et alors on a affaire à la fièvre charbonneuse, avec ou sans charbon. Dans le premier cas, ce sont ordinairement les parties découvertes (les mains, les bras, le visage, le cou, la poitrine) qui sont atteintes. Dans le cas de charbon, il me semble que ce sont de préférence les régions où la peau est plus épaisse, comme le long du dos, les fesses, le ventre, etc.

Je dois également, pour terminer l'étiologie des maladies charbonneuses considérées chez l'homme, noter d'une manière détachée : 1° Que les fluides appartenant à des animaux charbonneux sont tellement saturés de virus, qu'il suffit à une mouche d'en déposer dans les tissus de l'homme, au moyen de sa piqûre, pour y inoculer la pustule maligne; 2° rappeler que Leuret et M. Barthélemy ont constamment, dans leurs expériences, produit à volonté toutes les formes de l'affection charbonneuse, suivant qu'ils introduisaient sous la peau ou qu'ils injectaient dans les veines le virus, pris indifféremment sur l'une d'elles, preuve irrécusable de leur parfaite identité; 3° observer que lorsque des vétérinaires ou autres personnes ont contracté une affection charbonneuse pour avoir introduit la main dans le fondement d'un bœuf que l'on croyait seulement surmené, cet animal devait être atteint d'une fièvre charbonneuse latente ou occulte.

VIII. — *Quels sont pour les maladies charbonneuses les moyens de préservation et de traitement?*

Toutes les fois qu'il peut exister quelques doutes sur le caractère d'une maladie dans le bétail, il faut, dans les soins qu'on leur donne, ou en agissant sur leurs restes, user de beaucoup de précautions, parce que le charbon peut y être à l'état occulte, et que les signes de la fièvre charbonneuse sont souvent incertains. L'onction des mains avec des corps gras peut, à ce qu'il paraît, empêcher toute inoculation par le contact des matières imprégnées du virus. Il ne faut donc pas la négliger dans les circonstances où la contamination est inévitable. Mais si la souillure avait eu lieu avant d'avoir pris cette précaution, il faudrait laver la partie, sans aucun retard, avec de l'eau, que, dans le doute sur la nature chimique du virus charbonneux, je préfère aux solutions acides ou alcalines, qu'on a conseillées tour à tour. La respiration de l'air chargé des exhalaisons de la fiente et des vapeurs pulmonaires pouvant servir à la transmission des maladies en question, il est sérieusement indiqué de ne séjourner que passagèrement dans les écuries, les étables, etc., où sont renfermés les animaux qui en sont affectés. Pour la même raison, il convient de faire sortir souvent le bétail, d'aérer le plus possible son logement et d'y répandre du chlore. Dans l'intérêt de la salubrité publique, les animaux charbonnés doivent être enterrés profondément et sans retard.

Si, comme j'espère l'avoir démontré, il y a un danger réel

et même grave à faire usage de la chair des animaux charbonnés, les nourrisseurs doivent faire taire leurs intérêts pécuniaires devant la crainte de justes remords. En tous cas, l'administration municipale serait répréhensible, si, à cet égard, elle n'exerçait pas une surveillance des plus actives; car ces viandes sont non-seulement malsaines, mais vénéneuses à la façon des poisons putrides.

Le traitement curatif de la maladie charbonneuse est, comme on doit le prévoir, subordonné à la forme qu'elle affecte ou mieux à son origine primitive ou consécutive.

A. Personne n'a encore indiqué ce qu'il serait rationnel de faire dans le cas où l'on aurait la certitude que le virus vient d'être inoculé, qu'il y a imminence de *pustule maligne;* mais, dans le doute qui existe sur la nature de ce principe contagieux, on pourrait espérer l'atteindre et le neutraliser en caractérisant la partie successivement avec un acide concentré ou un caustique alcalin (les acides nitrique, sulfurique ou l'ammoniaque liquide, la potasse caustique, etc.). Dans toute hypothèse, on mettrait les tissus dans des conditions à y rendre l'absorption impossible.

C'est encore aux cautérisations qu'il faut recourir plus tard et alors même que l'escarre gangréneuse est assez étendue; mais est-ce au moyen du fer rouge ou à celui des agents désorganisateurs chimiques ? Dans mon opinion, quand les derniers manquent, il ne faut pas hésiter à brûler la partie contaminée. Si, au contraire, on les a à sa disposition, il faut les préférer. Pour en rendre l'usage le plus efficace possible, il faut fendre le noyau d'engorgement ou l'escarre qui lui succède, enlever de ce dernier tout ce qui peut l'être sans inconvénients, et appliquer dessus un bourdonnet de charpie chargé de quelqu'un des caustiques suivants : le nitrate acide de mercure, les acides sulfurique, azotique, chlorhydrique, l'ammoniaque liquide, la potasse et ses préparations diverses, le chlorure d'antimoine, etc. * Il est quelquefois nécessaire de faire plusieurs applications de caustique pour arrêter la mortification.

Dans le temps où la doctrine des irritations dominait en despote, beaucoup de médecins, supposant que la pustule maligne n'était autre chose qu'une inflammation tendant à la gangrène par son intensité insolite, la traitaient exclusivement par les émollients et par des applications de sangsues. On a vu à l'hôpital de la Pitié cette médication, suivie par Lisfranc, obtenir des succès, et paraître confirmer la théorie qui en avait dicté l'usage. Cependant, cette pratique ne compte presque plus aujourd'hui de partisans, du moins comme traitement exclusif. Je dis traitement exclusif, parce que l'effet des sangsues sur l'engorgement extérieur à la partie sphacélée est souvent avantageux, mais, plutôt en stimulant l'activité des capillaires engorgés qu'en combattant l'irritation. Les frictions mercurielles pratiquées dans les mêmes circonstances, plusieurs fois par jour (4 à 5 gr. d'onguent napol. double pour chaque fois), se montrent également utiles, et bien que leur efficacité puisse être rapportée à leur faculté fluidifiante des humeurs, on ne peut guère douter qu'elles ne réveillent aussi l'énergie circulatoire dans les tissus congestionnés.

Lorsque la pustule maligne cesse de faire des progrès, l'action du médecin a pour objet les soins suivants : 1° hu-

* M. Payan donne la préférence à la pâte de vitriol bleu, parce qu'elle produit, selon cet habile chirurgien, des cicatrices moins difformes. Mais n'y aurait-il pas lieu de craindre que bien souvent elle se trouvât impuissante à arrêter la mortification, pour agir trop superficiellement?

mecter l'escarre toutes les quatre ou cinq heures avec du vin de quinquina plus ou moins animé, avec du vinaigre camphré ou du chlorure de sodium; la couvrir ensuite avec de la poudre de camphre et de la charpie, en enveloppant le tout dans des compresses imbibées de vin aromatique ou de kina, afin que les parties encore malades, mais non mortifiées, en reçoivent les effets; 2° enlever les portions d'escarre à mesure qu'elles se détachent, mais avec la précaution de ne pas porter l'instrument sur le vif, ce qui pourrait donner lieu à l'infection par suite d'une nouvelle inoculation; en tous cas, à un saignement, qui gênerait dans l'application du caustique; faire usage, de temps en temps, d'onguent digestif ou autre, suivant les indications et jusqu'à la guérison; 3° remédier, autant que possible, aux conséquences de la destruction gangréneuse, par les divers procédés de l'autoplastie chirurgicale.

Dans les cas où la maladie résiste aux efforts de l'art et de la nature médicatrice, les effets de l'extension du mal local à l'organisme se manifestant, il faut administrer à l'intérieur les toniques et les excitants les plus énergiques. Mais il faut bien prendre garde de confondre les accidents généraux avec les phénomènes de la réaction salutaire, qui s'établit souvent à l'époque où la pustule maligne arrête sa marche destructive. Il serait au moins fâcheux de combattre les derniers. Au lieu des toniques et des excitants, conseillés par la plupart des médecins pour les cas de pustule maligne généralisée, les saignées sont prescrites par quelques-uns. Ce moyen peut, comme d'autres anti-phlogistiques, convenir dans les premières périodes, lorsque le sujet est, d'ailleurs, dans de bonnes conditions de santé; mais, plus tard, il doit être rejeté comme dangereux.

Cette maladie n'amène presque jamais la nécessité de

l'amputation d'un membre, quoiqu'elle y ait assez souvent son siége, parce que lorsqu'elle devient assez grave pour indiquer cette opération, elle est compliquée d'accidents généraux qui en empêcheraient la réussite.

B. Tous les médecins dignes du titre de praticien sont d'accord, quant au fond, sur le système de médication à suivre dans le cas de pustule maligne. Ils cherchent tous à contenir l'incendie, à l'empêcher de se généraliser. C'est toujours dans ce même objet que Boyer, cet esprit éminemment judicieux, préconise ardemment les caustiques potentiels; que Lisfranc, chirurgien extrêmement laborieux et savant, donne la préférence au cautère actuel, et que Dupuytren, homme à grandes conceptions opératoires, s'attache autant aux incisions, pratiquées en vue de combattre un étranglement, auquel il donne sans doute trop d'importance. J'écarte du débat ceux qui, aveuglés par certaines idées théoriques, soutiennent que le meilleur traitement se compose des émissions sanguines.

Il n'en est pas de même au sujet du charbon : les uns, se préoccupant trop de ce qu'il y a de plus saillant dans le cas, l'inflammation gangréneuse, dirigent presque tous leurs efforts contre elle et négligent l'état maladif général, comme si, au lieu d'en être la conséquence, elle en était le principe. Ils traitent le charbon absolument comme la pustule maligne. Les autres, évidemment plus rationnels, considérant que le mal extérieur est, comme les autres accidents, l'effet de l'infection, cherchent à aider, autant que possible, la nature à éliminer le poison et à tenir les forces vitales en état de résister au travail morbide.

Un médecin du siècle dernier, Fournier, qui a exercé successivement en Languedoc et en Bourgogne, et qui, comme tant d'autres, ne confondait pas l'anthrax malin avec la pustule de même caractère, a tracé des règles de traitement qui m'ont toujours paru bonnes à suivre, en leur faisant subir quelques modifications. Les voici :

Lorsque les premiers signes de la présence du virus charbonneux dans l'organisme se manifestent, si le sujet est dans des conditions ordinaires de forces, il faut le saigner et lui administrer immédiatement après des excitants de la circulation, comme du vin chaud sucré, des infusions aromatiques avec l'acétate d'ammoniaque, etc. Si, par l'effet de ces moyens, une fièvre réactionnelle avec sueurs s'établit, en continuer l'usage ou même les rendre plus actifs par l'addition de quelques spiritueux. Dans le même but, on peut recourir aux bains de vapeur excitants. Les résultats de cette médication, que l'on peut considérer comme favorables, sont une diminution notable dans les troubles nerveux et le retour de la circulation sanguine vers ses conditions normales. Si cette fièvre salutaire ne se développe pas, ou si le malade, naturellement peu robuste, a le sang appauvri, il faut donner dès le principe un vomitif, puis un purgatif sûr, et appliquer deux forts vésicatoires aux jambes. On ne doit pas perdre de vue qu'il s'agit d'arrêter un grand danger dans son cours, et que, d'ailleurs, l'irritation des organes digestifs, en particulier, que quelques-uns redoutent tant, est, en réalité, sans importance. La purgation peut et doit donc être réitérée avec hardiesse. On juge du succès de ce traitement par divers indices de mieux être; mais souvent, il se montre impuissant, car la plupart des cas de *charbon symptomatique* sont mortels, pendant que ceux de *charbon idiopathique* (la pustule maligne) qui, heureusement, sont les plus fréquents, ne compromettent généralement pas l'existence.

Lorsque la tumeur charbonneuse existe déjà, ou qu'elle s'est formée durant le traitement de la période initiale, il faut : 1° la cautériser avec le fer rouge, mais non pas chauffé jusqu'au blanc, parce qu'il s'agit d'exciter plutôt la vitalité locale que de l'éteindre. La prééminence reconnue par Boyer, ce grand maître, pour les cas de pustule maligne aux caustiques, disparaît pour ceux de charbon, maladie symptomatique; 2° enlever les portions d'escarre susceptibles de l'être, sans douleur ni hémorragie, absterger et lotionner la partie avec du vinaigre de quinquina camphré, de l'essence de térébenthine, une solution d'alcool vulnéraire, etc., l'un ou l'autre, et la couvrir d'un cataplasme ayant des propriétés analogues. Ceux préparés avec de la levure de bière et de la poudre de kina sont particulièrement recommandés. Il faut encore observer ici, qu'à moins de raisons relatives au siége de la gangrène, il ne faut pas craindre d'augmenter l'étendue et l'intensité du mal local; que c'est, au contraire, à y appeler tout le principe morbifique qu'on doit s'attacher. Il faut administrer concurremment des toniques et des cordiaux, comme le quinquina, les vins généreux, etc., et ne rien négliger pour soutenir le moral du malade. L'ablation de la partie atteinte ne serait rationnelle qu'autant que la mortification se trouverait arrêtée, car, sans cela, le mal se manifesterait de nouveau dans la plaie résultant de l'opération.

C. Le traitement de la fièvre charbonneuse doit être institué sur les mêmes bases que celui du charbon; d'abord, parce que ces deux maladies dérivent du même principe; ensuite, parce qu'on n'est jamais sûr qu'il ne surviendra pas quelque tumeur gangréneuse à l'extérieur. Ces deux considérations m'auraient même conduit à ne pas séparer ces formes de l'affection charbonneuse, si, la première étant le plus souvent envisagée spécialement au point de vue chirurgical, je n'avais pas dû craindre de diminuer l'intelligence et l'utilité de mon travail en m'écartant trop de l'usage consacré.

Toutefois, s'il m'était permis de fonder une opinion sur deux faits dont j'ai été témoin, je présenterais la quinine à doses hautes et réitérées, comme devant prévaloir sur les excitants plus ou moins diffusibles. Il me semble qu'en effet la fièvre charbonneuse ressemble particulièrement aux maladies par empoisonnement miasmatique, et le charbon proprement dit, à l'infection par des produits morbides. Mais, du reste, on comprend que les émétiques et les sudorifiques excitants en forment principalement la thérapeutique, sans qu'on puisse, à cet égard, formuler aucun précepte invariable.

COROLLAIRES.

1° La maladie charbonneuse, considérée à notre point de vue, a pour caractères essentiels de naître chez les animaux, de se transmettre par contagion à l'homme, et d'avoir pour résultat ordinaire la destruction gangréneuse de quelque partie, ou même la mort.

2° La transmission de cette maladie a lieu par inoculation ou par infection. Le premier mode de contagion produit la *pustule maligne* ou le *charbon idiopathique;* le deuxième, la *fièvre charbonneuse,* avec ou sans *anthrax malin* ou *charbon symptomatique.*

3° La pustule maligne, ainsi nommée parce qu'elle débute par une vésicule sur le point contaminé, se borne le plus souvent à des accidents locaux plus ou moins graves; mais elle étend quelquefois ses effets à tout l'organisme. Le charbon, dont la dénomination se tire de la couleur noire de l'escarre qu'il produit, est, au contraire, toujours dû à l'infection du sang par le virus charbonneux. Il peut, à la rigueur, entraîner avec lui tout le principe morbifique; mais, en général, les effets intérieurs de l'empoisonnement du sang subsistent avec lui, et même prédominent. La fièvre charbonneuse se compose des troubles divers qui résultent de la même infection.

4° Les trois formes de la maladie charbonneuse sont de nature identique, puisque chacune d'elles contient un principe morbifique susceptible de produire les deux autres. Le fait est établi par des observations pratiques et des expériences multipliées.

5° Il importe cependant essentiellement de les distinguer, car le pronostic et le traitement diffèrent d'une manière très importante pour chacune de ces formes. Pour l'une, des moyens topiques, employés avec une énergie convenable, suffisent ordinairement pour obtenir la guérison; pour les deux autres, il faut donner la plus grande importance aux médications internes, qui, bien qu'administrées rationnellement, échouent souvent.

6° La maladie charbonneuse diffère des autres affections gangréneuses en ce qu'elle provient toujours de contacts ou autres rapports de l'homme avec des animaux ou de restes d'animaux qui en étaient atteints, car il ne paraît pas qu'il puisse la contracter en donnant des soins à ses semblables.

7° Elle est plus commune dans les années où le bétail est mal nourri ou soumis à diverses causes d'insalubrité. Les individus qui y sont le plus exposés sont les vétérinaires, les bouchers, les pâtres, les fermiers, les mégissiers, les matelassiers et les gantiers : les trois derniers, parce que les matières sur lesquelles ils travaillent peuvent récéler encore le principe contagieux, malgré les diverses préparations par lesquelles elles ont passé.

8° Le virus charbonneux n'a pas, comme celui de la rage, d'excipient particulier : tous les fluides et tous les tissus en sont également imprégnés et le conservent avec son activité spéciale pendant un temps quelquefois très long; mais il paraît avoir une affinité plus particulière pour le sang.

9° La chair des animaux morts du charbon ne donne pas, par son ingestion, la maladie; mais elle est éminemment malsaine, et son usage immodéré, ou continué plusieurs jours, peut occasioner de graves accidents ou même la mort.

10° La prophylaxie de la maladie charbonneuse se compose de l'observation de certaines précautions et de plusieurs préceptes d'hygiène qu'il serait dangereux de négliger. Le traitement curatif demande, de la part du médecin, beaucoup de discernement, de décision et d'énergie.

QUATRIÈME PARTIE.

DE LA CONTAGION MORBIDE EN GÉNÉRAL.

La contagion est l'acte par lequel certaines maladies se transmettent d'un individu à un autre, à l'occasion de quelque rapport de contact ou de simple voisinage, et qui a pour résultat la propagation perpétuelle de ces affections avec leurs caractères spécifiques. Elle s'entend aussi de la transmission morbifique elle-même. J'ai rapporté de ce phénomène, en traitant de la morve, *equinia*, de la rage et de la maladie charbonneuse, des circonstances fort remarquables, mais qui ne sauraient suffire pour en donner une idée complète. Dans cette conviction, je me suis décidé à les rapprocher, dans des généralités, entre elles et de celles appartenant à d'autres maladies de même caractère. D'ailleurs, le sujet est bien loin de manquer d'intérêt.

La contagion s'opère au moyen d'un agent particulier, appelé *virus* lorsqu'il est combiné avec des matières liquides, et *miasme contagieux*, quand il est à l'état de fluide gazeux et répandu dans l'air.

Des principes contagieux virulents.

Les virus sont tellement liés, confondus avec les humeurs qui les renferment, qu'on ne saurait les en séparer, et que leurs effets pourraient s'expliquer également par une simple modification dans les propriétés de ces matières; mais on a l'habitude de se les représenter abstractivement et comme des fluides éminemment subtils et pénétrants. Les uns sont fixes et n'agissent qu'autant qu'ils sont déposés sur des parties susceptibles de s'en imprégner: tels sont ceux de la syphilis, de la rage, de la teigne, de la gale et le vaccin. Pour d'autres, comme ceux de la rougeole, de la scarlatine, de la coqueluche, du typhus, de la fièvre jaune, de la fièvre typhoïde, etc., la simple contamination serait impuissante à reproduire la maladie; la contagion ne peut s'effectuer que par l'intermédiaire de l'absorption générale. Il en est pour lesquels ces deux modes de transmission sont possibles. Ainsi la variole, la morve, la peste, la pourriture d'hôpital *, la maladie charbonneuse, peuvent également être contractées par inoculation et par infection. Si les faits rapportés par les docteurs Home, Percival, Van Katona, Miquel et autres étaient exacts, on devrait ranger dans cette dernière catégorie la rougeole et la scarlatine, car on aurait provoqué bien souvent le développement de la première de ces éruptions en inoculant le fluide de ses vésicules; et dans une épidémie de scarlatine, Miquel aurait, par la même opération, obtenu de *petites éruptions locales* préservatrices. Il n'y a rien dans ces assertions qui doive être rejeté comme impossible, mais il ne serait pas sage d'admettre le fait qu'ils proclament comme suffisamment établi.

Les principes contagieux de la rage, de la vaccine, de l'équinia et du charbon tirent leur origine du développement

* On appelle ainsi la destruction putrilagineuse qui s'établit quelquefois dans les plaies, par l'effet de l'encombrement dans les hôpitaux. Cette maladie intercurrente se développe dans des conditions d'insalubrité, et se propage par contagion.

spontané de leurs maladies respectives chez les animaux; les autres s'engendrent exclusivement dans l'espèce humaine, et d'abord sous l'influence de modifications étrangères à la contagion. La syphilis paraît faire exception; son apparition est, en effet, constamment la conséquence d'un contact immédiat. Pourtant, à moins de la comparer au péché originel, il faut bien supposer que la première fois qu'elle a attaqué l'homme, elle a dû se développer sans l'intervention de son contagium. Voici, au reste, les opinions que l'on professe sur la provenance de cette maladie :

D'après les uns, elle aurait toujours existé; le fait serait établi d'une manière irrécusable : 1° par l'isolement commandé par Moïse à l'égard des lépreux et des individus atteints de maladie aux organes génitaux; 2° par des règlements de police institués, en Angleterre, dans le même objet de prévenir des rapports sexuels dangereux, et existant déjà en 1162; 3° par les conditions imposées par Jeanne Ire, reine des Deux-Siciles, qui, autorisant un lupanaire à Avignon, entendait que tous les samedis les filles fussent visitées, et que s'il s'en trouvait d'atteintes du *mal, mal vengeur de paillardise, elles fussent séparées et logées à part, afin que nul ne les connût*. Un auteur éminemment érudit et exact, M. le docteur Littré (*Gaz. méd.* 1846), fait remarquer, pour corroborer cette opinion, qu'antérieurement au retour en Europe (1494) de Christophe Colomb, aux compagnons duquel beaucoup de médecins et d'historiens attribuent l'importation de la vérole, on avait constaté que les personnes qui fréquentaient les lieux de libertinage y contractaient souvent du mal, et que les termes dont on se servait dans les temps les plus reculés, à propos de luxure et de prostitution, font supposer l'existence de cette maladie avant la fin du XIVe siècle. Selon les autres, avant cette époque, les maux qui résultaient des rapports entre les deux sexes n'étaient que l'effet des excès ou de la malpropreté, et l'Europe aurait payé de l'acceptation de la syphilis la conquête du Nouveau-Monde. Il est certain qu'à dater d'alors, elle sévit avec une intensité fort remarquable ; qu'elle se propagea rapidement, et qu'aucun auteur n'en avait traité auparavant en termes formels. Mais, à cet égard, il ne faut pas perdre de vue que l'invention de l'imprimerie est du même siècle. D'autre part, si la bénignité actuelle, *relativement à la gravité qu'elle présentait aux temps où l'on rapporte sa première apparition,* continue ses progrès, il pourrait arriver qu'un jour ses symptômes fussent généralement négligés, comme ils ont pu l'être dans les siècles antérieurs au XIVe. En tout cas, personne ne pourrait légitimement affirmer qu'elle n'a pas toujours existé chez les peuples trouvés par le grand navigateur génois.

La gale est-elle susceptible de se manifester sans le concours de la contagion, ou bien, comme la maladie vénérienne, la suppose-t-elle toujours? Beaucoup de praticiens répondent affirmativement à la première question. Mais les conditions dans lesquelles on peut contracter cette maladie sont si multipliées, qu'il peut en échapper à l'observation la plus attentive. Si, d'ailleurs, on considère que la gale a pour cause immédiate la présence d'un animalcule (le sarcopte, le ciron, *acarus scabiei);* que, dans cette hypothèse, il faudrait qu'il se générât spontanément et que ses rudiments préexistassent dans le derme, on est au moins disposé au doute. A ce sujet, un habile dermatologiste, M. Alphonse Devergie, ayant déposé des cirons sur la main de M. Gruby, sans qu'il en soit rien résulté, s'est demandé si la présence de ces insectes dans les pustules de la gale ne serait pas plutôt l'effet que la cause de la maladie. Mais, outre qu'une foule de circonstances pouvaient donner à cette expérience des résultats négatifs, on s'est assuré, dans d'autres essais, que l'insertion du fluide de la gale, sans l'animalcule, reste constamment sans effet, tandis que cette opération réussit quand on introduit l'un et l'autre en même temps. A propos de l'agent de contagion dans la maladie psorique, il se présente encore une question importante : le ciron de l'homme est-il le même que celui des animaux? en d'autres termes, la gale peut-elle se communiquer des animaux à l'homme *et vice versâ?* Parmi les médecins, un observateur exact et spécial en fait de maladies cutanées, M. Casenave, le soutient, et M. Hurtrel d'Harboval, ce savant vétérinaire, affirme avoir vu souvent des hommes gagner cette maladie en donnant des soins à divers animaux qui en étaient atteints, particulièrement à des chevaux et à des chiens. Malgré ma juste déférence pour ces deux autorités, je ne saurais en partager l'opinion, parce que j'ai souvent pu m'assurer que des individus, qui prétendaient avoir contracté ainsi la gale, la tenaient d'une autre source. Il me semble, d'ailleurs, qu'il y a trop de différence entre la texture du cuir d'un pachyderme et celle de l'enveloppe cutanée de l'homme. De cette différence, il doit, en effet, résulter que le sarcopte de l'homme ne peut avoir prise sur le cheval, pendant que celui de ce dernier produirait de plus grands désordres chez nous, que ceux qu'on observe communément. Il est encore à remarquer : 1° que dans une meute, vous ne trouvez qu'un ou deux chiens de réputés galeux, bien que vivant ensemble, tandis que dans une famille, il n'y a, bien souvent, personne d'épargné; 2° que ce qu'on appelle gale des animaux est ordinairement, sinon toujours, une affection eczémateuse limitée.

La teigne est encore une maladie transmissible, dans le

contagium de laquelle on prétend exister des conditions particulières. D'après le célèbre professeur Scheelein, de Berlin, les véritables teignes (le *favus* et le *porrigo scutulata)* devraient leur propriété contagieuse à des productions végétales de la famille des cryptogames, susceptibles d'être transplantées d'une tête sur une autre. MM. Gruby et Robin, deux fauteurs ardents de cette théorie, sont parvenus à la faire adòpter par un certain nombre de médecins. Mais bien que le premier ait annoncé, qu'en vue de démontrer la nature végétale des produits en question, il était parvenu à les faire vivre sur des écorces de chêne, l'opinion émise par M. Scheelein ne paraît pas devoir être généralement adoptée. Willan, Batman, Biett, MM. Rayer et Casenave, tous célèbres dermologistes, ont, en effet, constaté que ces maladies commencent par de petites pustules jaunes et profondes formées dans les follicules sébacés, et que c'est dans ces sécrétions morbides que réside le principe contagieux. Mais au sujet de la transmission de la teigne, il est un fait sur lequel je crois devoir appeler l'attention des observateurs : c'est que dans les familles, et surtout dans les écoles, on voit souvent la maladie se répandre rapidement, passer d'un enfant à plusieurs autres, sans que la contamination ait eu lieu d'une manière appréciable. Cette remarque, que plusieurs personnes commises à la garde et à l'instruction des enfants ont faite comme moi, me paraît digne de recherches tendant à déterminer si des circonstances d'insalubrité ne seraient pas la source réelle de cette maladie, pendant qu'on la considère comme essentiellement contagieuse.

Les autres agents de la contagion naissent de maladies qui se développent sous l'influence de circonstances morbifères généralement inconnues. C'est ainsi que la variole, la rougeole, la scarlatine, qui sévissent ordinairement épidémiquement, se manifestent d'abord chez quelques individus sans qu'ils aient pu les prendre d'autres personnes, et qu'ensuite, elles se propagent à la faveur de leur caractère contagieux. Mais, à cet égard, il est encore un fait qui ne doit pas passer inaperçu : les maladies en question ne se présentent dans la même localité qu'à certains intervalles, qui, d'après mes observations, seraient d'environ 6 ans pour la rougeole, de 8 ans pour la scarlatine et de 10 ans pour la variole. Si un individu ayant contracté quelqu'une de ces affections éruptives dans des contrées où elles règnent, vient la subir dans un lieu où naguère elle a passé, généralement il ne la communiquera pas, et, en tous cas, le nombre des victimes que la maladie fera sera très restreint.

Il semble qu'au point de vue de leur mode d'action, les virus puissent être comparés à certains irritants toxiques et aux venins de quelques animaux; mais il n'en est rien. Les agents chimiques et les fluides venimeux de la vipère, du scorpion, etc., provoquent immédiatement des accidents, et l'intensité de ces accidents est subordonnée : d'une part, à la quantité et à l'activité du principe délétère, et, de l'autre, à la résistance vitale qui lui est opposée ; tandis que, toutes choses égales d'ailleurs, les effets des virus sont les mêmes, quelle qu'en soit la quantité, pourvu qu'elle soit suffisante pour contagionner, et ils ne se manifestent qu'après un certain laps de temps dit d'incubation. A ces caractères distinctifs, on peut ajouter ces circonstances : que les premiers s'épuisent, s'annihilent en agissant, pendant que les autres, les principes contagieux, se régénèrent indéfiniment.

Plusieurs virus éprouvent des modifications importantes en passant d'un individu à un autre, surtout lorsque celui-ci est d'une espèce différente. Ainsi la morve chronique des solipèdes, dont le caractère contagieux est tellement peu prononcé qu'il est nié par beaucoup de vétérinaires, qui ont vu des chevaux cohabiter et manger plus ou moins longtemps avec d'autres solipèdes qui en étaient atteints sans la contracter ; la morve chronique, dis-je, communiquée à l'homme, s'y montre ordinairement avec une acuité qu'elle conserve, quand elle est reportée sur les espèces animales d'où elle était partie. De même, en passant d'un sujet adulte à un jeune enfant, le vaccin se revivifie, reprend son activité naturelle, et, ainsi modifié, il ne manque presque jamais ses effets; tandis que dans les conditions où il était chez le premier individu, son inoculation eût échoué sur beaucoup de personnes moins bien disposées.

Le fait se vérifie également dans l'hydrophobie. Le virus rabique s'affaiblit à tel point par des transmissions successives, que, comme l'on sait, parvenu à la quatrième ou cinquième, il se trouve généralement éteint. Cet affaiblissement est surtout très sensible lorsqu'il est porté sur l'homme ou les animaux herbivores. Dès la première inoculation, l'activité de ce principe contagieux est assez atténuée dans son activité spéciale pour n'avoir prise que sur les animaux qui l'ont primitivement fourni : le chien, le chat, etc. Le virus charbonneux paraît, à cet égard, se comporter d'une manière singulière, du moins à en juger par les résultats d'expériences faites par M. Boutet, médecin-vétérinaire à Chartres, dont voici un extrait : La communication du *sang de rate* (charbon du mouton) a lieu non-seulement du mouton au mouton, mais encore au cheval, à la vache et au lapin; la *maladie charbonneuse* du cheval se communique également à ses semblables, au mouton, mais non à la vache; *la maladie du sang* (charbon de la vache) se communique au cheval, au mouton *et non* à la vache. La *pustule maligne* de l'homme se transmet par inoculation au mouton et non au cheval, à la vache et au lapin. La même expérience, pratiquée sur les parties saines d'un homme qui en est déjà atteint, est sans résultat. D'après les mêmes expériences, l'activité du principe contagieux irait en décroissant dans l'ordre suivant : charbons du mouton, de la vache, de l'homme et, enfin, du cheval. L'aptitude à contracter la maladie serait plus grande chez le mouton, et viendraient ensuite le lapin et le cheval.

Relativement aux modifications du virus syphilitique possibles, l'observation a constaté trois faits importants, savoir : 1° que le principe contagieux n'a prise que sur l'homme exclusivement; 2° que son activité virulente va tous les jours en s'affaiblissant; 3° qu'il perd très sensiblement de sa force en étendant ses effets à tout l'organisme. Inoculé sur des animaux, il agit à la façon des fluides acrimonieux et ne produit point de symptômes à caractères contagieux. Des expériences multipliées, faites d'abord par Hunter et de nos jours par M. Ricord, l'ont prouvé d'une manière péremptoire. Celles tout récemment tentées en vue de fonder la doctrine insensée de la *syphilisation*, ne méritent pas la moindre confiance. A l'égard de la diminution réelle dans l'intensité de la maladie vénérienne avec le temps, le doute n'est pas permis, car on sait qu'à l'époque où elle se répandit en Europe, et long-temps après, elle était fréquemment mortelle, et qu'aujourd'hui, au contraire, elle ne se termine que fort rarement d'une manière fatale, alors même qu'on ne lui oppose aucune médication rationnelle. Le fait de l'affaiblissement de ce principe morbifique par son passage dans le sang, comme dans le cas de syphilis constitutionnelle, soit que la diathèse s'en établisse d'emblée, ou qu'elle soit consécutive à des accidents primitifs, n'est pas moins bien avéré. Généralement, les produits des symptômes locaux qui en dépendent ne sont susceptibles ni d'être inoculés ni de contagionner. Mais faut-il en conclure que la virulence n'y existe à aucun degré? Non, sans doute, puisque les individus qui sont dans ces conditions en éprouvent à divers intervalles les effets spécifiques; que les moyens avec lesquels on combat ceux-ci sont de même nature que ceux employés dans les cas où la présence du virus est certaine, et que, dans ces mêmes conditions, les enfants procréés en naissent infectés. Pour n'y exister qu'à l'état latent, la virulence n'en est pas moins réelle. Il est impossible de concevoir que la maladie change de spécificité en devenant générale de locale qu'elle était, et ce point de doctrine admis, on doit supposer que certains sujets, offrant une aptitude particulière à la contagion, peuvent gagner la maladie dans une contamination qui est inoffensive pour la plupart. Cependant M. Ricord professe que c'est exclusivement dans l'ulcère primitif, le chancre, que réside le principe contagieux. Le mucus blennorrhagique et le pus du bubon ne sont virulents qu'autant que, dans le premier cas, il y a un chancre dans l'urètre, et que, dans le deuxième, l'adénite est la conséquence de l'existence de quelque ulcère de ce genre sur le pénis ou la vulve, suivant le sexe. D'après ce célèbre syphiliographe, à partir de ces symptômes de vérole primitive, tous les effets matériels de ce principe morbifique spécial sont dépourvus de virulence, et, partant, non susceptibles de contagionner. Mais cette opinion me semble avoir été combattue victorieusement d'abord par M. Casenave, dans ses écrits, ensuite par M. le professeur Velpeau, dans une discussion mémorable à l'académie de médecine. De mon côté, j'affirme avoir vu des blennorrhagies sans chancres être d'abord suivies de l'apparition de la roséole indicatrice de l'infection générale, mais que j'attribuais, comme la plupart des praticiens de l'époque (de 1825 à 1836), à l'usage du baume de copahu, et ultérieurement de symptômes de syphilis constitutionnelle. J'ai également traité une famille entière, quoique nombreuse, d'accidents vénériens divers, et dont la plupart ne pouvaient évidemment pas résulter de la contamination avec les produits de chancres, puisque, par des circonstances particulières, la première contagion remontait *nécessairement* au temps éloigné d'un cantonnement de troupe. J'ajouterai qu'il est peu d'années où l'on ne voie des petits enfants pris dans les établissements de bienfaisance, par des nourrices de la campagne, communiquer à celles-ci des maux évidemment de nature vénérienne, et des nourrissons se trouver infectés pour avoir été allaités par des filles qui avaient subi deux conséquences graves et assez ordinaires d'un séjour temporaire dans quelque grande ville.

Des principes contagieux miasmatiques.

Les miasmes contagieux résultent de l'évaporation des produits morbides qui récèlent des agents de transmission. Ils ne diffèrent des virus que par leur constitution aériforme ou gazeuse. Si, à cet égard, il existait quelque doute, il suffirait, pour le dissiper, d'observer que dans plusieurs maladies, comme la variole, la morve, le charbon, la pourriture d'hôpital et la peste, la contagion s'effectue également par l'inoculation des matières imprégnées du contagium, et par l'intermédiaire de l'air chargé des exhalaisons qui en proviennent. Dans les deux cas, il n'est rien changé au caractère de l'affection, puisque les symptômes sont toujours identiques dans leur forme et leur transmissibilité. Les maladies, telles que la péripneumonie contagieuse de la race bovine, la coqueluche, peut-être aussi la rougeole, la scarlatine, etc., qui se communiquent exclusivement par des miasmes, doivent sans doute cette exception à ce que le principe morbifique, formé dans des parties profondes, ne s'en échappe que dans des conditions de division et d'incoërcibilité qui le rendent incapable d'agir sur les parties extérieures, et demande, pour produire ses effets, d'être mis en rapport avec le sang par l'acte de la respiration.

Le caractère essentiel des miasmes contagieux est la faculté de reproduire la maladie dont ils proviennent. Du reste, ils ressemblent beaucoup à ceux que produisent les fièvres paroxistiques; car les uns et les autres n'ont pas d'effets immédiats sensibles, et surtout n'agissent pas à l'instar des agents irritants. Cette dernière circonstance les distingue particulièrement de diverses émanations délétères, comme les vapeurs mercurielles, saturnines, de celles qui résultent des différents modes de fermentation, dont l'action est instantanée.

L'air est évidemment l'excipient des miasmes. Pourtant, la propagation des maladies, dont ils sont le principe, ne se fait généralement pas dans la direction des vents, et la plus ou moins grande violence de ceux-ci n'influe pas sur la durée des épidémies. Les villages qui reçoivent l'air d'une localité où règne, soit la scarlatine, soit la variole, soit la rougeole, etc., n'y sont pas plus exposés que ceux du côté opposé. Ce fait, fort remarquable, tient, sans doute, à ce qu'il faut pour que les agents de transmission de ce genre aient prise sur le corps humain, que celui-ci y soit prédisposé par des modifications antérieures, ou qu'il y ait concours de quelques conditions terrestres étrangères à l'air. On peut supposer que, s'il en était autrement, les épidémies ravageraient les contrées où elles se manifesteraient, à la façon des torrents, et que peu de personnes y échapperaient.

Du mécanisme et des modes de la transmission des maladies par la contagion.

On admet généralement que les fluides virulents mis en rapport avec des parties contagionnables sont absorbés par les vaisseaux de celles-ci. Cette explication doit être exacte pour les cas où il y a de prime abord infection de l'organisme, comme lorsque la syphilis constitutionnelle est contractée d'emblée, c'est-à-dire sans avoir été précédée d'accidents locaux. Elle n'est pas également satisfaisante, lorsqu'il s'agit de la production d'une maladie purement locale, car dès que les vaisseaux se sont emparés d'un fluide quelconque, ils le dirigent vers les grands affluents du sang. On ne saurait supposer qu'il reste en stagnation dans ces tubes contractiles, et, dans cette hypothèse, on ne pourrait pas se rendre compte des effets exclusivement locaux de plusieurs virus et du succès des médications accommodées à cette condition topique. L'inoculation du virus charbonneux ne produirait pas la pustule maligne ou charbon idiopathique; celle du contagium de la morve amènerait nécessairement l'infection générale, et l'usage des ventouses et des cautérisations serait nécessairement impuissant à préserver de la rage, à moins d'être appliqué *tout-à-fait* immédiatement après la morsure, etc., etc. Il faut donc, pour qu'un agent de contagion ne suscite que l'apparition de symptômes indépendants de l'infection du système général, que le phénomène de la communication du mal s'opère par une sorte d'imbibition du tissu cellulaire, en vertu de l'affinité du fluide séreux dont il est lubrifié, pour certains virus. Au point de vue pratique, cette théorie est bien digne de l'attention des médecins.

Le système nerveux est-il apte à servir de conducteur aux principes contagieux? Ainsi que je l'ai dit ailleurs, le docteur Rossi a annoncé s'être assuré par diverses expériences que la bave rabique déposée sur des nerfs contagionnait plus sûrement que lorsqu'elle était introduite dans les chairs. La manière dont procèdent les accidents dus à la morsure de la vipère, accidents qui sont instantanés et sans participation notable de l'appareil sanguin, semble venir à l'appui de cette opinion; mais bien que les faits de ce genre ne doivent pas être négligés, ils sont insuffisants pour la faire adopter comme certaine.

Les miasmes disposent de deux grandes voies pour arriver au sang et le vicier : l'enveloppe cutanée et la surface interne des poumons. La peau est le siége d'une absorption continuelle, mais variable dans son activité, à raison de certaines dispositions de l'économie animale qui la dominent. Relativement aux principes morbifiques, il est deux faits également certains et inexplicables : c'est que cette fonction leur est tantôt inaccessible, et que, d'autres fois, elle sert à leur introduction. Comme dans ce dernier cas, l'air chargé de miasmes est en même temps présenté aux poumons, on a cru pouvoir la révoquer en doute; mais les effets produits sur les urines chez les personnes qui respiraient l'air extérieur, pendant qu'elles étaient enfermées dans une chambre nouvellement peinte, les résultats salutaires des bains et vapeurs médicamentaux, etc., établissent la réalité de l'absorption des gaz par l'organe cutané, et font parfaitement concevoir celle des principes contagieux miasmatiques. Quant aux poumons, la part qu'ils prennent à ces sortes d'empoisonnements doit être des plus importantes. Les conditions sont là, en effet, très favorables à la saturation du sang par des principes délétères gazeux. D'un côté, l'air, qui en est le véhicule, y est mis en contact quasi immédiat avec le sang en des points extrêmement multipliés et dans un moment où ce fluide se reconstitue; de l'autre, la surface muqueuse très étendue des organes, formée par la multitude des vésicules bronchiques, qui est très vasculaire, doit y rendre l'inhalation fort active. En effet, les maladies contractées par cette voie présentent généralement plus de décision dans leur développement, un caractère mieux déterminé dans leurs symptômes et un pronostic plus fâcheux.

L'observation démontre à chaque instant que beaucoup d'agents nuisibles ou délétères peuvent atteindre le principe de l'existence par l'intermédiaire des fonctions nutritives. Mais il y a généralement exception pour les virus qui sont neutralisés par les sucs gastriques ou décomposés par l'activité digestive. Hunter s'est assuré du fait à l'égard du contagium syphilitique, comme beaucoup d'autres expérimentateurs l'ont fait pour la bave des animaux hydrophobes. L'ingestion du sang ou de la chair des animaux charbonnés est, dit-on, constamment sans effets toxiques sur les carnivores et même sur des herbivores, *lorsque les quantités en sont restreintes*. D'après des expériences faites à des époques différentes par MM. Barthélemy et Renault, à Alfort, l'introduction d'une quantité plus considérable de ces matières organiques peut, au contraire, être suivie de la transmission de la maladie; mais cela ne change rien aux choses. La persistance de la propriété contagieuse résulte uniquement de l'insuffisance relative des moyens de la détruire.

Les auteurs de traités sur les maladies charbonneuses (Tommassin, Fournier, Enaux et Chaussier, Fodéré et plusieurs médecins italiens), et beaucoup de vétérinaires, entre autres Hurtrel d'Harboval (*Dict. de méd. vét.*) d'un côté, soutiennent que l'usage des viandes fournies par des animaux abattus ou morts du charbon peut décider le développement de la maladie ; de l'autre, M. Renault, directeur de l'école vétérinaire d'Alfort, et M. Boutet, médecin-vétérinaire à Chartres, ont déclaré, dans deux mémoires distincts lus à l'Institut, qu'il y avait dans cette alimentation innocuité complète, ces chairs ayant subi la préparation culinaire de la cuisson. La vérité est entre ces deux assertions, également erronées pour être trop exclusives. Sans doute, on peut manger de la viande portant l'altération charbonneuse sans inconvénients sensibles : on ingère bien tous les jours, et sans s'en apercevoir, du vert-de-gris fourni par les ustensiles de cuisine, des sels de plomb contenus dans des vins frelatés, des matières alcalines ajoutées aux farines de mauvaise qualité, du gibier, du poisson en état avancé de décomposition, qui tous, pourtant, sont nuisibles. Mais c'est que, dans toutes ces circonstances, il n'y a qu'une petite proportion de matières toxiques ou altérées d'ingérée, et qu'il y a atténuation de leur activité délétère par leur mélange avec d'autres substances saines; tandis que le paysan, voulant utiliser un bœuf ou un mouton charbonné, consomme, en peu de temps et quasi exclusivement, des quantités énormes de leur viande. Les plus robustes n'en éprouvent que des troubles organiques sans importance ; mais les sujets valétudinaires, les vieillards et les enfants délicats en ressentent de fâcheux effets, que tous les observateurs ont résumés dans les termes suivants : malaise, nausées, vomissements, douleurs d'entrailles, diarrhée fétide, soif ardente, sueurs froides, lipothymies, symptômes divers de fièvres putrides et quelquefois des escarres gangréneuses. Ces accidents, je les ai observés dans deux familles, dont l'une paya de la perte de deux de ses membres la satisfaction de la gourmandise et surtout celle d'une économie mal entendue. Il suffit, en effet, de considérer que, dans les maladies charbonneuses, le sang, qui fait partie intégrante de tous les organes, éprouve une profonde altération, pour comprendre que, dans ces conditions, la chair musculaire, particulièrement, ne peut fournir que des principes nutritifs fort malsains. Et le fait énoncé dans cette proposition admis comme exact, il faut rejeter, comme dangereuses, les conclusions de MM. Renault et Boutet, d'après lesquelles *il y aurait innocuité complète à se nourrir de la chair d'animaux atteints de maladie charbonneuse, quand elle a été soumise à la cuisson.*

Il résulte de ce qui précède, que la contagion s'opère suivant deux modes particuliers : 1° par la contamination des tissus organiques, l'intus-susception des matières virulentes, en un mot, et par inoculation; 2° par l'infection du sang, c'est-à-dire par l'intermédiaire de l'absorption générale et de l'hématose. Mais certaines maladies contagieuses peuvent se transmettre par une autre voie, qui est celle de la génération. On voit souvent, dans la pratique des villes surtout, des nouveaux-nés issus de parents bien constitués et jouissant, eux, d'une santé en apparence parfaite, être (ces enfants) d'une chétiveté pitoyable, porter la physionomie de petits vieillards, par l'amaigrissement des traits et l'expression terne des yeux, présenter une teinte plombée de la peau, etc., etc. Eh bien ! ces petits infortunés sont entachés de la diathèse syphilitique héréditaire. La plupart succombent bientôt à un dépérissement progressif; les autres fournissent l'exemple d'un développement tardif et difficile. Dans les mêmes conditions, quelques-uns présentent à leur nais sance, sur la peau ou aux ouvertures naturelles, des symptômes bien caractérisés de vérole ; mais il n'est pas toujours possible d'en déterminer l'origine : l'hérédité ou la contagion.

Les cas de variole, présentés par des enfants à leur naissance, doivent-ils être compris dans cette catégorie ? Sans doute, puisque l'infection préalable du sang de la mère en a été la condition nécessaire. Toutefois, le véritable caractère de l'hérédité morbide n'existe pas ici : le père ne peut jamais y concourir ; et d'ailleurs, on n'y trouve en réalité que des circonstances de transmission matérielle...

Des phénomènes de la contagion.

Ainsi que je l'ai déjà dit, et c'est un fait fort remarquable, les principes contagieux, quel que soit leur état physique et quelle que soit la voie par laquelle ils parviennent dans le corps animal, sont constamment sans effets immédiats. Ils ne témoignent d'abord de leur présence par aucun signe particulier. Les plaies empoisonnées par quelque virus se guérissent tout aussi facilement que si elles étaient simples. De même, l'infection du sang par les miasmes ne trouble pas de suite la santé générale. Mais, après un laps de temps, variable suivant les maladies, divers symptômes viennent dénoncer l'influence morbifique d'un agent spécial. La contagion est-elle l'effet direct de l'incolutation, la partie où le virus a été déposé devient le siége d'une inflammation et de symptômes propres à la maladie transmise. Est-ce par le mode d'infection qu'elle a eu lieu, après un certain nombre de jours, il survient, à différents degrés, la plupart des phénomènes suivants : malaise indéfinissable, lassitudes spontanées, inquiétude vague, rêves sinistres, anxiété, rougeurs passagères au visage, anorexie, nausées, vomissements, frissons, fièvre, etc. Mais bientôt ces accidents initiaux sont remplacés par ceux qui caractérisent l'espèce de maladie contractée.

Que se passe-t-il dans l'intervalle qui sépare l'introduction des virus de la manifestation des accidents? Il s'y fait probablement un travail chimico-vital, plus ou moins analogue à une fermentation, qui a pour effet de reproduire ces principes contagieux et de leur donner leur activité naturelle. Le mot *incubation*, employé pour exprimer cette modification occulte, indique qu'on l'a comparée à l'évolution qui s'opère dans l'œuf, fécondé et soumis à une chaleur douce; mais rien ne prouve que ce rapprochement et l'expression qui le consacre soient fondés. On est donc forcé de convenir que c'est un point de physiologie pathologique des plus obscurs; car, en effet, on n'en connaît guère que ces deux circonstances, savoir : que le sang des animaux inoculés expérimentalement du charbon possède la propriété contagieuse avant la manifestation d'aucun accident; qu'il y a, au contraire, innocuité dans les rapports sexuels avec une personne nouvellement infectée, tant qu'il n'existe pas de symptômes locaux.

La durée de l'incubation est, terme moyen, pour la maladie charbonneuse, de un à cinq jours; pour la variole, la scarlatine, la rougeole, de trois à cinq jours; pour le typhus, la fièvre jaune, la dyssenterie et la peste, de trois à dix jours; pour la fièvre typhoïde et la morve, de quatre à quinze jours; pour la rage (chez l'homme), de quarante jours. Le ciron de la gale ne manifeste guère sa présence avant trois ou quatre jours chez les enfants et quinze à vingt jours chez les vieillards.

Des circonstances favorables à la contagion.

Il est dans les idées du vulgaire et dans celles de beaucoup de médecins, que la débilité native et l'affaiblissement accidentel du corps constituent des prédispositions à la contagion. Généralement, on est, en effet, d'autant plus accessible au mal qu'on est plus faible : le fait s'est vérifié dans beaucoup d'épidémies. Mais, dans les maladies épidémiques non contagieuses, le principe morbifique agit d'une manière directement délétère. Il ne provoque que des phénomènes de résistance en dehors de ceux qui résultent de l'atteinte portée à la force vitale ; tandis que l'accomplissement de la contagion nécessite une sorte de travail organique qui exclut l'idée de passivité.

Les faits établissent la justesse de ce raisonnement : lorsque la variole, la rougeole, la scarlatine, etc., sévissent dans une contrée, ce ne sont pas les sujets malingres ou naturellement délicats, les vieillards, les très jeunes enfants, que ces maladies atteignent de préférence ; ce sont, au contraire, ceux qui sont vigoureux et jouissent d'une grande activité circulatoire. La même observation a été faite dans les épidémies de fièvres typhoïdes. Dans les régiments, en particulier, elle épargne moins les hommes robustes que ceux qui sont dans des conditions opposées. La syphilis ne fait pas exception : si quelques individus de constitution frêle ont présenté une aptitude remarquable à la contracter, c'est qu'ils portaient des dispositions d'excitation locale qui, sous le rapport de la transmission du mal, les plaçaient dans les conditions de sujets organiques mieux établis ; et il ne faut pas oublier que beaucoup de personnes ayant eu des blennorrhagies sont exposées à en voir les symptômes se reproduire par le seul effet de quelque excitation, et sans qu'il y ait eu de nouvelle contagion.

Quoique la teigne affecte de préférence les enfants soumis à des influences hygiéniques fâcheuses, elle n'infirme pas non plus l'opinion que j'ai cru devoir émettre. Dans les écoles, ce n'est généralement pas chez les sujets les plus débiles qu'on la trouve ; et dans la même famille, on voit que ce sont les enfants les mieux portants d'ailleurs, où la production des croûtes est le plus active et le plus étendue.

Quant à la gale, il est démontré que les peaux colorées par l'activité de la circulation capillaire sont, plutôt que celles qui sont ternes et parcheminées, favorables à son développement et à ses progrès.

Plusieurs auteurs ont présenté l'enfance, la vieillesse et un état valétudinaire permanent, comme prédisposant à la contagion de la maladie charbonneuse ; mais, en les lisant avec attention, on voit qu'ils font allusion aux accidents occasionés par l'usage de la chair des animaux charbonnés.

Ainsi, dans les maladies dont je viens de parler, la contagion est évidemment un acte vital ; et on en donne une fausse idée, lorsqu'on la représente comme une sorte d'imprégnation physique, ou comme un empoisonnement immédiat. Mais cette doctrine ne serait pas également juste, si on en faisait l'application à la dyssenterie, au typhus, au choléra et, peut-être aussi, à la fièvre jaune. A la vérité, en supposant que ces maladies soient réellement contagieuses, le caractère infectieux y prédomine évidemment et fait prévaloir ses manifestations, qui sont toujours dans le sens de l'extension du principe vital.

En effet, dans les camps, dans les villes assiégées, dans les hôpitaux, etc., c'est parmi les sujets les plus faibles, parmi ceux dont la santé est déjà altérée, que ces maladies choisissent ordinairement leurs victimes.

Les températures basses ou très élevées sont contraires à la plupart des contagions. Toutefois, les maladies contagieuses épidémiques, telles que la variole, la rougeole, la scarlatine, etc., sévissent ordinairement avec plus de violence à l'époque des grandes chaleurs de l'été ; mais le début de l'épidémie a lieu, le plus souvent, dans une saison où l'atmosphère est froide et humide : et il faut aussi remarquer que les affections éruptives sont, sous le rapport de la fréquence de l'intensité, fort peu importantes dans les pays très chauds.

Sous l'influence des modifications diverses de l'économie animale, l'absorption est plus ou moins active. L'on sait particulièrement que l'inhalation de la peau s'accroît par l'effet de la sécheresse de l'air, après d'abondantes transpirations excitées par la fatigue, les privations d'aliments et de boissons, et que cette fonction s'exerce d'une manière plus efficace dans les poumons, lorsque la circulation sanguine est libre partout. Il en résulte que la contagion, par le fait de sa dépendance de l'absorption, peut, dans des circonstances *apparemment* les mêmes, manquer ou s'effectuer sans qu'on y puisse voir rien de contraire aux lois qui régissent ce phénomène.

Au reste, il est des circonstances favorables à la propagation des maladies contagieuses qui sont particulières à chacune d'elles, ou qui, du moins, n'appartiennent qu'à quelques-unes. Ainsi, la malpropreté prédispose manifestement au développement et à la contagion de la gale et de la teigne ; la peste et la fièvre jaune ne se déclarent ordinairement d'abord, et ne sévissent ensuite avec toute leur violence que dans les grandes villes maritimes, et lorsqu'à une température fort élevée se joint l'humidité de l'atmosphère. La rougeole et la scarlatine, qui ne se montrent presque jamais chez les habitants indigènes des Antilles, peuvent les atteindre lorsqu'ils viennent en Europe, mais seulement après un séjour de vingt mois environ, sans doute après avoir subi une modification nécessaire au développement de ces maladies, et dont n'est pas susceptible le climat de leur pays natal, etc., etc.

De l'immunité en fait de contagion.

Il y a fort peu de personnes qui n'aient été exposées à des contagions diverses; cependant, le nombre de celles qui n'en ont subi aucune est le plus considérable. C'est que, pour contracter ainsi une maladie, il faut le concours de circonstances qui heureusement coïncident rarement. Tantôt, pour que la transmission morbide s'opère, il faut, comme dans la rougeole, la scarlatine, la variole, etc., une prédisposition native qui se détruit par une atteinte, puisque la même maladie ne se manifeste très généralement plus chez le même sujet; tantôt c'est une modification cachée de l'organisme, qui fait que dans des conditions apparemment les mêmes, une fois on échappe à la contagion, pendant que dans une autre occasion on est pris par elle; d'autres fois, l'influence de modifications indéterminées du globe terrestre et de l'atmosphère réalise les constitutions épidémiques. Ainsi, l'immunité à l'égard de certaines maladies contagieuses, particulièrement de celles qui sont éruptives, est la conséquence de l'absence de conditions auxiliaires nécessaires à la contagion ou d'une atteinte antérieure.

Dans les affections virulentes (celles qui sont inoculables), l'intransmissibilité résulte, ou de la résistance spéciale des organes à l'imprégnation, ou de la puissance éliminatrice de la nature. Ce doit être ainsi que certains individus échappent à la contagion vénérienne. Mais, à ce sujet, il faut remarquer que plusieurs d'entre eux ne sont *bronzés* qu'en apparence. Il est vrai qu'ils n'éprouvent pas d'accidents locaux au temps ordinaire; mais ayant contracté la maladie d'emblée, ils ont cependant le sang infecté du virus, et tôt ou tard ils présentent des symptômes caractéristiques de la syphilis constitutionnelle. A l'égard de l'inaptitude à l'infection vénérienne, on a signalé un fait fort singulier : c'est que la plupart des personnes (particulièrement les femmes) qui ont eu plusieurs atteintes de vérole, y sont désormais beaucoup moins exposées qu'auparavant; et de ce fait, présenté comme exact, on a conclu que rien n'était plus rationnel que de s'inoculer plusieurs fois le virus pour se soustraire aux accidents de contagions ultérieures. Mais, outre que l'immunité acquise dans ce cas est probablement l'effet de la présence du mercure introduit dans le sang par des médications réitérées, il y a folie de se donner volontairement une maladie grave à plus d'un titre et dont, avec des chances ordinaires, on peut être exempt. Contrairement à cette opinion, dans laquelle on admet que le virus syphilitique, pour avoir acquis son droit de domicile dans l'organisme, s'oppose activement à l'accès d'un nouveau principe contagieux, bien que celui-ci soit de même nature, le vulgaire prétend qu'on est d'autant plus disposé à se syphiliser, qu'on l'a déjà été plus souvent. Mais cette assertion n'est juste que pour la blennorrhagie, et l'on sait que l'aptitude à ses récidives est moins la conséquence de la spécificité de la maladie que de l'imperfection de ses guérisons antérieures.

De la préservation, ou prophylaxie de la contagion.

Évidemment, le meilleur moyen de se garantir des accidents de la transmission morbide, est, éclairé sur sa possibilité et ses dangers, de prendre toutes les précautions compatibles avec l'accomplissement de ses devoirs. C'est pour l'avoir compris ainsi, et avoir vu des hommes, commis à la direction d'autres hommes, négliger les préceptes qui en découlent, à l'occasion de plusieurs cas de morve communiquée à des cavaliers, que, dans mon désir de donner des avertissements utiles, j'ai entrepris ce travail difficile, du moins pour moi, à raison de l'exactitude qu'il demande.

Mais passons, sans plus attendre, aux avis divers tirés de l'expérience :

1° Aujourd'hui qu'il est parfaitement établi que le farcin et la morve des solipèdes peuvent se transmettre à l'homme, toute personne soignant ou conduisant un animal qui en est atteint doit être instruite du danger auquel elle est exposée et des moyens de se préserver de la contagion. Il lui importe essentiellement de tenir les écuries en bon état d'aération, d'y séjourner le moins de temps possible, surtout de ne pas y coucher, et d'éviter avec le plus grand soin toute contamination avec des matières morbides, quelles qu'elles soient, fournies par cet animal. Mais il serait plus conforme à une juste humanité, la maladie étant constatée, d'abattre sans retard les chevaux, mulets ou ânes qui en sont affectés. Ce sacrifice est d'autant mieux indiqué que, dans la morve chronique particulièrement, les poumons étant remplis de tubercules miliaires, la maladie est incurable.

Du mucus nasal, du pus, de l'ichor gangréneux ayant été accidentellement déposés sur les lèvres, le nez, les yeux ou sur une partie lésée, il faut immédiatement la laver à grande eau, et, s'il est possible, y opérer la succion. C'est en procédant ainsi, après m'être blessé en faisant une autopsie, que je me suis sauvé d'un grand danger.

2° Lorsqu'un animal, surtout un chien ou un chat, a été mordu par un autre animal qu'on peut supposer enragé, il faut, non pas l'abattre de suite, parce que, pour beaucoup de raisons, il peut y avoir un grand avantage à pouvoir en déterminer plus tard l'état réel; mais le tenir en lieu de sûreté pendant un laps de temps qui dépasse sensiblement la durée ordinaire de l'incubation de cette maladie. A l'école d'Alfort, on rend les chiens à leurs propriétaires, si, après les avoir bien observés pendant cinquante jours, on n'a remarqué aucun signe d'hydrophobie. D'après les expériences du médecin anglais Bardsley et celles extrêmement multipliées du célèbre vétérinaire prussien Herwig, on ne doit plus, en effet, avoir de crainte de voir la maladie se déclarer, son incubation ne demandant que quatre à six semaines et ne dépassant jamais la septième. Mais généralement, dans le cas de contagion, les premiers symptômes se manifestent plus tôt chez les jeunes sujets que chez ceux d'un âge plus avancé. Ainsi, d'après Berndt, chez le veau, c'est de la troisième à la quatrième semaine, et chez le bœuf, rarement avant la sixième ou même la cinquième. Passé la neuvième semaine à partir du moment où un cheval a été mordu, on n'a pas à craindre de le voir devenir enragé. Toutefois, M. Renault cite, mais comme exception, un cas de cette maladie survenu au bout de quatre-vingt-six jours. Les accidents se font beaucoup moins attendre chez le mouton et chez le porc; on les observe ordinairement dès le commencement de la quatrième semaine. Pour ce qui est de l'incubation hydrophobique chez le chat, le loup, le renard, etc., on n'a que des données incertaines. Chez l'homme qui a atteint l'âge viril, elle est presque toujours de trente-huit à quarante-deux jours. On a rapporté un assez grand nombre de faits tendant à établir que la maladie peut ne se déclarer qu'au bout d'un temps beaucoup plus long; mais, comme je l'ai déjà dit, ces faits sont généralement considérés comme des cas d'hydrophobie rabiforme chez des sujets pusillanimes.

Supposez maintenant qu'un homme ait été mordu par un animal enragé, les moyens à employer comme préventifs doivent l'être sans retard, avec énergie et dans l'ordre suivant : 1° Lotions abondantes à l'eau froide; 2° succions ou applications de fortes ventouses; 3° cautérisations avec le fer rouge, le chlorure d'antimoine, les acides concentrés, l'ammoniaque liquide, le nitrate acide de mercure, etc. Quant aux médications générales, il n'y a rien d'arrêté dans la conduite à tenir. L'administration du mercure poussée activement, pour arriver le plus tôt possible à une abondante salivation, paraît cependant avoir réussi assez souvent dans les mains de médecins dignes de foi, surtout en Italie et en Allemagne. M. Hufeland, médecin du roi de Prusse *(Manuel de méd. prat.)*, conseille d'ajouter à ce moyen, qu'il croit efficace, l'usage de la belladone, dans le but de *diminuer la réceptivité des nerfs pour le virus rabique*.

3° Les règles dictées par la prudence à l'égard de la morve et du farcin sont applicables à la maladie charbonneuse. L'onction des parties qui peuvent toucher à des matières imprégnées du principe contagieux avec des corps gras est particulièrement recommandée pour éviter la contagion de cette dernière maladie; et l'on sait que ce n'est point sans danger qu'on ferait un usage plus ou moins abondant de la chair des animaux qui en étaient affectés quand on les a abattus.

4° Pour éviter de prendre la gale, il faut se tenir très proprement : cette précaution est, la plupart du temps, suffisante; éviter tous rapports de contact avec les galeux et les objets qui leur ont servi, du moins avant trois semaines de ventilation. Suivant le docteur Hébra, les cirons ne résistent pas davantage à l'action de l'air. La présence dans les vêtements de quelque préparation mercurielle a été reconnue être un préservatif réellement efficace.

5° Afin de donner à l'exposition du phénomène de la contagion toute la clarté dont il est susceptible, j'ai dù revenir souvent sur des circonstances de la syphilis. Pour des raisons qu'on appréciera sans doute, je passerai, au contraire, fort légèrement sur sa prophylaxie. Je ne m'y arrêterai même que pour dénoncer à la raison commune une des conceptions les plus monstrueuses de notre époque, dans l'idée d'inoculer le virus en vue de rendre inaccessible à la vérole. Avant la vaccination, on inoculait la *petite-vérole;* mais c'était pour la faire subir dans des conditions favorables, et parce qu'on devait être ensuite à l'abri de ses atteintes, ce qui n'existe pas pour la grande. Mon amour-propre de praticien a été humilié de voir une compagnie aussi justement digne que l'académie de médecine, consacrer plusieurs séances à se prononcer sur une question seulement propre à révolter le bon sens!

6° Au sujet des maladies fébriles contagieuses, voici mon avis : Toutes les fois qu'elles sévissent d'une manière meurtrière, il faut éloigner du foyer épidémique le plus possible de personnes susceptibles de les contracter. L'observation a démontré, en effet, que rien n'est variable comme la gravité de la variole, de la scarlatine, de la rougeole, de la fièvre typhoïde, et ce fait connu, on agit rationnellement *en attendant* une meilleure occasion pour leur payer son tribut.

Il a été pratiqué, comme l'on sait, des inoculations avec le fluide des vésicules de la rougeole et de la scarlatine, à l'instar de ce qui se faisait autrefois pour la petite-vérole. Mais l'utilité de ces opérations provocatrices n'est pas bien établie, et on peut en dire autant de l'administration de la belladone, bien que cette médication ait été présentée comme jouissant de facultés préventives certaines.

7° Pour ce qui regarde la peste et la fièvre jaune, il ne

m'est pas permis de me poser en praticien compétent : je n'ai jamais observé ces maladies. Mais il résulte pour moi, de ce que j'ai lu et de l'analogie, que le meilleur moyen de restreindre leurs ravages serait de disperser les populations des lieux où les épidemies éclatent, au lieu de les tenir concentrées par des cordons sanitaires ou autres mesures analogues. Procéder autrement, c'est absolument faire comme si, dans un incendie, on s'opposait à l'éloignement des matières combustibles. Il est d'ailleurs d'une justice suprême de laisser l'homme se déplacer à son gré, tant qu'il ne transgresse ni les lois ni ses devoirs vis-à-vis Dieu et ses semblables.

Les maladies qui sont réputées contagieuses.

Dans les temps d'ignorance, et de nos jours encore chez le vulgaire des observateurs, il a suffi souvent, pour faire attribuer une maladie à la contagion, qu'elle fût survenue à une personne qui en avait soigné ou assisté une autre atteinte de la même affection. Pour être juste, il faut convenir que l'idée doit en venir d'abord à tout le monde, lorsque les accidents morbides ne peuvent être rapportés, comme cela arrive souvent, à aucune circonstance plausible. Et l'on s'explique ainsi comment des auteurs d'un mérite incontesté ont pu admettre la transmissibilité dans des états pathologiques où, bien certainement, elle n'existe point. Il n'y a cependant pas entre eux cette filiation, cette faculté de reproduction qui sont des caractères essentiels pour les maladies contagieuses. Ils peuvent, ces états maladifs, comme les épidémies en sont la preuve, venir de la même source; mais, une fois nés, ils procèdent indépendamment les uns des autres, et leur principe s'éteint en eux, partant, ne sert nullement à les propager. Entre mille exemples, en voici un qui est péremptoire : Un corps de troupes a séjourné dans un lieu où les fièvres règnent endémiquement, assez longtemps pour qu'un certain nombre de militaires emportent dans leur nouvelle garnison le germe de ces maladies. Eh bien! on y voit bientôt les paroxysmes fébriles se déclarer successivement chez plusieurs d'entre eux, parce qu'ils ont subi également l'empoisonnement miasmatique, et non parce qu'ils se sont communiqué la fièvre, puisqu'on voit celle-ci épargner exactement tous les hommes qui n'ont pas été dans les contrées où existent les effluves marécageux, etc., bien que tous cohabitent maintenant dans le même local.

Au commencement du siècle actuel, les praticiens étaient parvenus, les uns par la seule observation et l'instinct, les autres en suivant les méthodes tracées par Bacon, à faire une part assez juste aux maladies contagieuses ; mais bientôt apparut le système médical qui s'intitula *Doctrine physiologique*, et comme l'un de ses principaux dogmes établissait que l'irritation ou l'inflammation, qu'on rencontre, en effet, dans presque toutes les maladies, en était le fondement essentiel et que ces phénomènes morbides résultaient évidemment d'excitation quelconque, on fut conduit à rejeter comme absurde l'ancienne idée de spécificité dans quelques états pathologiques. On nia particulièrement la réalité des principes contagieux. La rougeole, la scarlatine, la variole même n'étaient, d'après Broussais et ses sectateurs, que des conséquences anormales de la gastro-entérite. La *non existence du virus syphilitique* fut proclamée par la publication de plusieurs volumes in-8°, et, assurément, il n'eût pas fait bon défendre d'autres maladies considérées antérieurement comme contagieuses, contre l'ostracisme décrété par les nouvelles autorités. Mais l'expérience ne tarda pas, en juge impartial et sévère, à frapper de réprobation l'extravagance de vouloir interpréter ainsi les phénomènes de la nature animale, et, aujourd'hui, se laissant guider par ses enseignements, on regarde le fait de la propriété contagieuse dans certaines affections comme des mieux établis.

Les maladies contagieuses présentent, en effet, des caractères qui n'existent que chez elles. Ainsi, qu'elles soient spontanées d'abord, ou communiquées, elles donnent lieu, dans leur cours, à la formation d'un principe morbifique spécial, d'une sorte de germe qui, porté sur un individu sain, y produit un état maladif identique à celui dont il provient. La forme et l'intensité des symptômes peuvent varier; mais les circonstances de saisons, de température, de climats, d'âge, de tempérament, ne modifient pas leur nature, puisqu'en passant de nouveau d'un individu à un autre, elles reviennent à leurs conditions primitives, etc., etc.

Envisagées au point de vue le plus pratique, celui de leur mode de transmission, les affections contagieuses peuvent être classées ainsi : 1° Celles qui sont inoculables (la rage, la syphilis, la maladie charbonneuse, la morve ou *equinia*, la gale, la teigne, la variole, la vaccine, la pourriture d'hôpital et la peste, *dit-on)*; 2° celles qui se communiquent par voie d'absorption, sans lésion d'organes, c'est-à-dire par l'intermédiaire des fluides gazeux, spécialement l'air atmosphérique, et que j'appellerai *infectionnelles*, parce qu'elles résultent de l'imprégnation du sang par les miasmes qui leur sont propres (la scarlatine, la rougeole, la fièvre typhoïde, la coqueluche, la dyssenterie, le typhus, la fièvre jaune et le choléra); 3° celles qui sont en même temps inoculables et infectionnelles (la variole, la morve, le charbon, la pourriture d'hôpital * et la peste).

* Le docteur Ollivier, de Paris, s'est assuré, en se l'inoculant, que le produit putrilagineux de cette espèce de gangrène est virulent.

Le caractère contagieux ne saurait être mis en doute pour les maladies de la première et de la troisième catégorie, puisqu'elles sont susceptibles d'être reproduites à volonté par l'inoculation. Il n'en est pas de même pour quelques-unes, du moins, de la deuxième, à raison de ce qu'elles participent ordinairement de l'épidémicité, qui, à la rigueur, pourrait suffire seule pour en déterminer les développements et la dispersion dans certaines limites.

D'après ce raisonnement, et surtout parce que je n'ai encore rien vu à l'occasion de la coqueluche qui en infirmât la justesse, je suis disposé à douter de la transmissibilité de cette maladie; mais je m'empresse de déclarer que les hommes les plus expérimentés dans la médecine de l'enfance la présentent comme positive. Mon opinion est la même sur la dyssenterie, malgré l'autorité, assurément très imposante, de Sydenham, d'Huxam, de Pringle, de Cullen, de Pinel et de beaucoup d'autres; et ce qui me donne confiance dans mon sentiment négatif, c'est que, dans ces auteurs, l'infection est souvent prise pour la contagion.

A l'égard du typhus, de la fièvre jaune et du choléra, les avis sont inégalement partagés. Le nombre des contagionistes est beaucoup plus considérable pour les deux premières maladies que pour le choléra, qui ne passe généralement que pour une affection exclusivement épidémique.

La difficulté d'établir nettement si les maladies de ce genre sont ou contagieuses ou infectieuses a conduit un médecin allemand, Fréd. Hepsengaertur, à distinguer les affections contagieuses en celles qui le sont originairement et en celles qui le sont accidentellement, pour avoir atteint un haut degré d'intensité. Peut-être cette conception, qui est passée inaperçue, contient-elle un grand fait pratique! Sans doute les états maladifs ne changent pas de nature en devenant plus violents; mais, dans ces conditions, leurs produits humoraux ne sont-ils pas susceptibles d'acquérir les propriétés des principes contagieux ? D'autre part, en temps d'épidémie, par l'effet des influences qui l'entretiennent et auxquelles on est soumis, ne présente-t-on pas une aptitude insolite à s'affecter de la maladie ? Si vous répondez affirmativement, vous serez obligé d'avouer que l'épidémicité peut conduire à la contagion dans quelques circonstances, et qu'il y aurait incurie à s'abstenir de toute précaution à cet égard.

Quant à la fièvre typhoïde, qui, malgré tout ce qu'on a écrit pour l'assimiler au typhus, en diffère sous beaucoup de rapports, je n'hésite pas à la ranger parmi les maladies réellement contagieuses. Des circonstances multipliées ont établi en moi la conviction que cette opinion est parfaitement fondée. Mais je dois dire que la propriété transmissible n'y existe souvent qu'à un faible degré, et, qu'au surplus, elle paraît généralement subordonnée à l'intensité de l'épidémie, et particulièrement aux éruptions cutanées, qui sont probablement la source du principe contagieux.

On a dû, sans doute, remarquer que dans le cours de ce travail, il n'a été question ni du cancer, ni de la lèpre, ni de la scrofule, et pas davantage des maladies de la peau, connues sous la vague dénomination de dartres. Contrairement à l'opinion du vulgaire, ces diverses affections ne sont point contagieuses. Pour le prouver, plusieurs médecins ont pratiqué sur eux-mêmes des inoculations qui sont constamment restées sans effets particuliers, et l'observation pratique n'est jamais venue contredire cette assertion. Peut-être quelques maladies cutanées font-elles exception, mais c'est parce que, dans ce cas, elles sont de nature syphilitique.

De tous temps, la manie des explications a donné lieu à des hypothèses hardies ou même étranges. Il ne faut donc pas s'étonner de trouver émise dans certains auteurs l'opinion que les agents de la contagion sont tout simplement des insectes en nombre infini, dont l'irruption sur le corps animal détermine tous les accidents. Reimarus, cité par Sprengel *(Histoire de la Médecine)*, et qui, en 1721, fut témoin de l'épidémie de peste, à Toulon, considère cette assertion comme des mieux fondées. Desault, une des gloires de la chirurgie française, regarde également le fait comme probable pour plusieurs espèces de maladies contagieuses; et, de nos jours, M. le docteur Donné affirme que les humeurs syphilitiques, qui récèlent le principe virulent, contiennent des vibrions; que ces animalcules n'existent pas dans celles qui sont exemptes de la propriété contagieuse, etc. Mais on sait que par l'usage du même moyen, le microscope, on a vu des *bétillons* de ce genre dans presque toutes les parties de l'organisation humaine, particulièrement dans le fluide reproducteur, et par cette considération seule, on est en droit de supposer que, plus d'une fois, on a pris des illusions pour des réalités. Malgré mes dispositions prononcées pour la déférence, je resterai donc dans l'idée que la propriété contagieuse résulte de l'imprégnation des humeurs par un principe particulier inconnu autrement que par ses effets, ou d'une modification quelconque qu'elles ont éprouvée par le fait de la maladie dont elles proviennent.

FIN.

TABLE DES MATIÈRES.

Troisième partie.

DES MALADIES CHARBONNEUSES.

Quatrième partie.

DE LA CONTAGION MORBIDE EN GÉNÉRAL.

FIN DE LA TABLE.

Périgueux. — Imp. Dupont et C.

www.ingramcontent.com/pod-product-compliance
Ingram Content Group UK Ltd.
Pitfield, Milton Keynes, MK11 3LW, UK
UKHW020916180726
13838UKWH00002B/589

9 782329 363257